Winau · Vaubel
Chirurgen in Berlin
100 Porträts

Rolf Winau
Ekkehard Vaubel

Chirurgen in Berlin

100 Porträts

Walter de Gruyter
Berlin · New York 1983

Dieses Werk dient zugleich als Führer durch die Ausstellung „Berliner Chirurgen" anläßlich des 100. Kongresses der Deutschen Gesellschaft für Chirurgie am 6. - 9. April 1983 in Berlin.

Für die Unterstützung der Ausstellung und des Buchprojektes danken wir den Firmen:

BAYER AG, Leverkusen
BOEHRINGER MANNHEIM GMBH
B. BRAUN-DEXON GMBH, Melsungen
B. BRAUN Melsungen AG
LIPHA ARZNEIMITTEL GMBH, Essen

CIP-Kurztitelaufnahme der Deutschen Bibliothek

Winau, Rolf:
Chirurgen in Berlin : 100 Portr. ; [dieses Werk dient zugl. als Führer durch d. Ausstellung Berliner Chirurgen anläßl. d. 100. Kongresses d. Dt. Ges. für Chirurgie am 6. - 9.4.1983 in Berlin] / Rolf Winau; Ekkehard Vaubel. – Berlin ; New York : de Gruyter, 1983
ISBN 3-11-009798-2

NE: Vaubel, Ekkehard:; Ausstellung Berliner Chirurgen <1983>; HST

Satz: Institut für Geschichte der Medizin der FU Berlin
Druck: Druckerei Karl Gerike GmbH., Berlin
Bindearbeiten: Lüderitz & Bauer Buchgewerbe GmbH, Berlin

Geleitwort

Die Deutsche Gesellschaft für Chirurgie erlebt in diesem Jahr ihre 100. Tagung. Anläßlich dieses Jubiläums kehren wir nach Berlin zurück.

Hier wurde unsere Gesellschaft am 10. April 1872 gegründet. Die Geburtsstunde fällt in eine Zeit, da Berlin eine weltweit anerkannte zentrale Position in der Medizin besaß. Berlin reflektierte in augenfälliger Weise die allgemeine Entwicklung von Medizin und Chirurgie.

Die Mehrzahl der deutschen Chirurgenkongresse fand in Berlin statt. Hier wurde die Reinheit der chirurgischen Lehre bewahrt, hier wurden viele Pionierleistungen mitgeteilt, hier war einmal der Umschlagplatz der chirurgischen Welt.

Die Herren R. Winau und E. Vaubel machen diese vielfältig interessante Geschichte lebendig in den Porträts von 100 hervorragenden chirurgischen Persönlichkeiten. Wie kaum in einem anderen Fach gilt für die Chirurgie der Satz: „Es gibt keine seriöse wissenschaftliche Forschung ohne historischen Ausweis".

So wünsche ich diesem schönen Werk, das so fesselnd geschrieben und reichhaltig bebildert ist, eine breite Resonanz bei den Chirurgen und ihren Freunden.

Hamburg, im März 1983

H. W. Schreiber
Präsident der Deutschen Gesellschaft
für Chirurgie 1982/83

Vorwort

Die Deutsche Gesellschaft für Chirurgie begeht in Berlin ihren 100. Kongreß. 100 Berliner Chirurgen sollen aus diesem Anlaß porträtiert und an ihnen die Entwicklung der Berliner Chirurgie gezeigt werden. Aus der großen Zahl der zum Teil weltbekannten Chirurgen mußte so eine Auswahl getroffen werden. Aufnahme sollten vor allen Dingen Kollegen finden, die durch richtungweisende Arbeiten die Entwicklung der Chirurgie gefördert haben, Chirurgen, die auch nach der völligen Zerstörung Berlins am Aufbau und Wiederaufbau der chirurgischen Kliniken beteiligt waren, aber auch Kollegen, die weniger durch spektakuläre Leistungen bekannt wurden, sondern die als Ärzte bei der Bevölkerung hohes Ansehen genossen.

So ist mancher bedeutende Chirurg hier nicht vertreten und der Leser wird vielleicht gerade den Namen seines Lehrers, wie z. B. Schmaus, Bardenheuer, Rosenthal, Kausch, A. W. Meyer u.a. vermissen. 1986 jährt sich zum 100. Mal der Gründungstag der Berliner Gesellschaft für Chirurgie. Vielleicht wird es möglich sein, dann eine zweite Centurie von Chirurgenporträts zu veröffentlichen.

Auf eine chronologische Darstellung wurde bewußt verzichtet, zu vielfältig sind die Entwicklungsstränge und ihre Verflechtungen.

Daß dieses Büchlein zum Chirurgenkongreß erscheinen kann, verdanken wir nicht nur dem Verlag Walter de Gruyter, sondern vor allem auch unseren Mitarbeitern, denen an dieser Stelle ausdrücklich Dank gesagt sei.

Gerhard Baader, Johanna Bleker, Klaus-Dietrich Fischer, Jürgen Hampel, Peter Köbisch, Gerhard Köster, Horst Loch, Heinz Peter Schmiedebach und Manfred Stürzbecher unterstützten uns bei der Erstellung der Lebensläufe. Almuth Kliesch recherchierte und beschaffte die Literatur, Christa Riedel-Hartwich betreute Ausstellung und Buch als Fotografin, Renate Polatzek schrieb die Manuskripte und fertigte den Satz.

Zu danken haben wir schließlich allen Leihgebern, die die Ausstellung in großzügiger Weise gefördert haben.

Berlin, im März 1983

Rolf Winau
Ekkehard Vaubel

Verzeichnis der Leihgeber:

Archiv der Deutschen Gesellschaft für Urologie, Berlin-Museum, Bibliothek des Klinikum Steglitz, Bibliothek des Klinikum Westend, P. Bloch, New York, R. Bolk, Prof. Bücherl, Bundesgesundheitsamt, Deutsches Medizinhistorisches Museum Ingolstadt, Prof. Dohrmann, Prof. Domrich, Frau Dr. Dünschel, Prof. Felix, Prof. Gabka, Gertrauden-Krankenhaus, Prof. Häring, Prof. Hahn, Prof. Heim, Prof. Hoffmann-Axthelm, Institut für Geschichte der Medizin der FU Berlin (IGM), Institut für biomedizinische Technik der TU Berlin, Kaiserin-Auguste-Viktoria-Haus, Prof. Kment, Lazarus-Krankenhaus, Prof. Linder, Dr. Mühlig, Miriam Munsky, Panoptikum Berlin, Paulinen-Krankenhaus, Prof. Rücker, Dr. Seefisch, Prof. Specht, Staatsbibliothek Stiftung Preußischer Kulturbesitz (Stabi), Prof. Stellmach, Ullstein Bilderdienst, Universitätsbibliothek der FU Berlin (UB FUB), Verwaltung des Klinikum Steglitz, Wolf-Dieter Zimmermann.

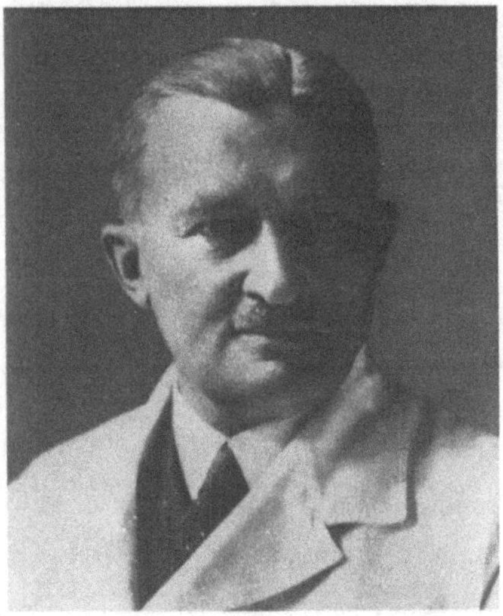

1. Bein I, Ölgemälde von Miriam Munsky, 1975, Öl auf Leinwand (Munsky)
2. Porträt Georg Axhausen (Hoffmann-Axthelm)
3. Georg Axhausen: Technik und Ergebnisse der Spaltplastik, München 1952 (IGM)

Georg Axhausen 1877 - 1960

Georg Axhausen wurde am 24. März 1877 in Landsberg a. d. Warthe geboren. Von 1895 bis 1901 besuchte er die militärärztliche Kaiser-Wilhelms-Akademie in Berlin. Nach seiner Approbation arbeitete er an verschiedenen Krankenhäusern in Kiel und Berlin und trat 1908 als Assistent in die Chirurgische Klinik der Charité ein, wo er sich 1909 unter Otto Hildebrand habilitierte. Sein besonderes Interesse galt der Transplantation und der plastischen Chirurgie. Als 1928 Sauerbruch mit seinem Stab in die Charité einzog, wurde Axhausen, der sich bereits mit kieferchirurgischen Problemen befaßt hatte, ein persönliches Ordinariat für zahnärztliche Chirurgie angeboten, das er nach seiner 1928 erfolgten Approbation als Zahnarzt übernahm. Sein Spezialgebiet war die operative Versorgung angeborener Spaltbildungen (Techniken und Ergebnisse der Gaumenplastik, Berlin 1936). Auf sein Betreiben hin wurde an der Charité eine Kieferklinik mit 24 Betten eingerichtet und 1930 eröffnet. 1939 schied Axhausen auf eigenen Wunsch vorzeitig aus dem Amt und leitete während des Krieges im Auftrag der Luftwaffe ein Speziallazarett für Kiefer- und Gesichtsverletzte. Von 1946 bis 1949 stand er noch einmal, bis zu seiner Emeritierung, der Kieferchirurgischen Klinik der Charité vor. Georg Axhausen, ein Pionier der deutschen Kieferchirurgie, starb am 19. Januar 1960 in Berlin.

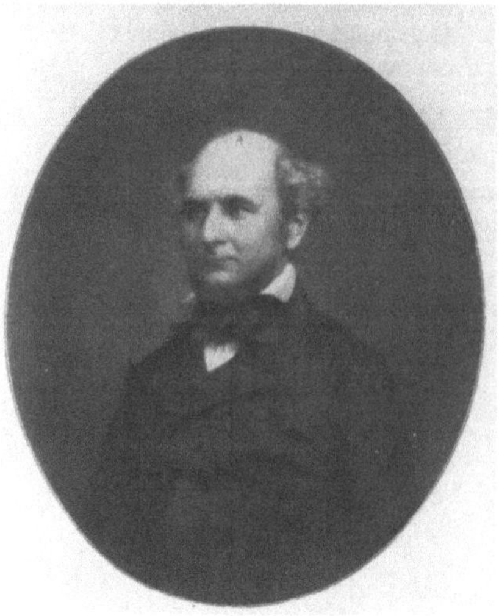

4. Porträt Adolf v. Bardeleben, Stahlstich (IGM)
5. Adolf v. Bardeleben: Lehrbuch der Chirurgie und Operationslehre, Bd. 1, Berlin 1863 (IGM)
6. Amputationsbesteck, Ende 19. Jahrhundert (IGM)

Adolf Bardeleben 1819 - 1895

Heinrich Adolf Bardeleben wurde am 1. März 1819 in Frankfurt/Oder geboren. Er studierte Medizin in Berlin, Paris und Heidelberg und promovierte 1841 mit einer Arbeit über die ausführungsganglosen Drüsen, denen nach seinen damaligen Exstirpationsexperimenten keine sekretorische Funktion zukam. Nach Assistentenjahren in Heidelberg und Gießen wurde er 1848/49 als Ordinarius nach Greifswald berufen, wo er sich einen Namen als ausgezeichneter Operateur erwarb. Deshalb wurde er in den Kriegen der 60er Jahre zum konsultierenden Generalarzt der Preußischen Armee berufen und erhielt 1868 die durch Jüngkens Tod freigewordene Professur und Leitung der chirurgischen Klinik der Berliner Charité. Sein „Lehrbuch der Chirurgie und Operationslehre", Berlin 1852 - 1959, erreichte zahlreiche Auflagen. Er führte um 1868 Listers Antisepsis mit einigen kostensparenden Veränderungen auch an der Charité ein, was zeigt, daß Bardeleben durchaus kein Feind neuer Entdeckungen war, auch wenn er auf dem Chirurgenkongreß von 1883 heftig gegen die Beschreibung der thyreopriven Kachexie durch Kocher protestierte. Bardeleben engagierte sich außerdem für die Interessen des Ärztestandes, war jahrelang 2. Vorsitzender der Berliner Medizinischen Gesellschaft und liebte es, in Freundeskreis Shakespeare zu rezitieren. Er starb am 24. September 1895 an den Folgen einer traumatischen Niereneiterung.

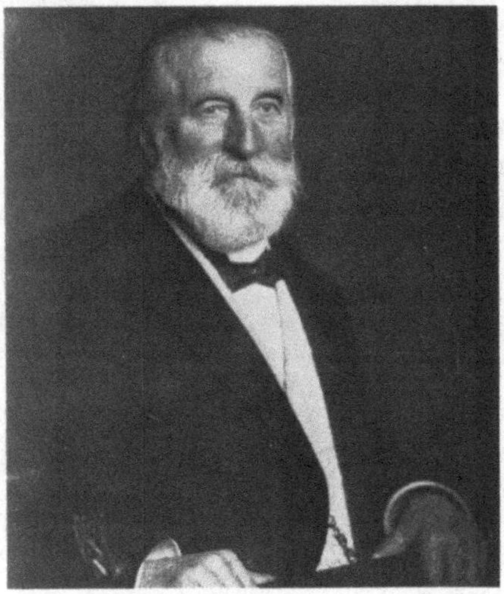

7. Porträt Ernst v. Bergmann (IGM)
8. Ernst v. Bergmann: Anleitende Vorlesung für den Operations-Cursus an der Leiche, 3. Aufl. Berlin 1896 (IGM)
9. Ernst v. Bergmann, Gemälde von Alfred Moritz, Öl auf Leinwand (Berlin-Museum, Inv. Gem. 72/14)
10. Bergmannplakette (Heim)
11. Amputation eines Unterschenkels, ausgeführt von Geheimrat Prof. Dr. Ernst v. Bergmann, Film von 1903, W. Haase Berlin

Ernst von Bergmann 1836 - 1907

Am 16. Dezember 1836 wurde Ernst von Bergmann in Riga geboren. Da ihm wegen eines Numerus clausus das philologische Studium verwehrt war, studierte er von 1854 an in Dorpat Medizin. 1860 wurde er promoviert und erhielt an der chirurgischen Universitätsklinik in Dorpat eine Assistentenstelle. 1864 habilitierte er sich mit einer Arbeit über die Fettembolie. Nach seiner Professorentätigkeit in Dorpat und Würzburg wurde er 1882 als Nachfolger von Langenbecks nach Berlin berufen. Gemeinsam mit von Bruns und von Mikulicz gab er 1899 ein Handbuch der speziellen Chirurgie heraus, in dem er die Kapitel über die Kopfverletzungen und Hirnkrankheiten verfaßte. Er war einer der größten Meister der Chirurgie und zählte zu den stärksten Persönlichkeiten dieses Fachs. In vielem bahnte er der Chirurgie neue Wege. Er beherrschte die virtuose Technik der Amputation, Exartikulation und Resektion der vorantiseptischen Zeit. Seine Erfahrungen in der Kriegschirurgie lenkten seine Aufmerksamkeit auf die Erforschung der Wundkrankheiten. Zusammen mit Neuber gilt er als Begründer der Asepsis. Ebenfalls grundlegend war sein Einfluß auf die Entwicklung der Hirnchirurgie. Aus seiner Schule stammten eine Reihe hervorragender Chirurgen.

Während seiner Berliner Schaffensperiode erkannte er entgegen anderen Ansichten die Kehlkopferkrankung des Kronprinzen Friedrich richtig als beginnendes Karzinom und schlug rechtzeitig die Kehlkopfexstirpation vor, zu der es bekanntlich nie kam.

Ernst von Bergmann starb 1907 an einer Stenose des Dickdarms mit konsekutiver Peritonitis und Pankreasnekrose.

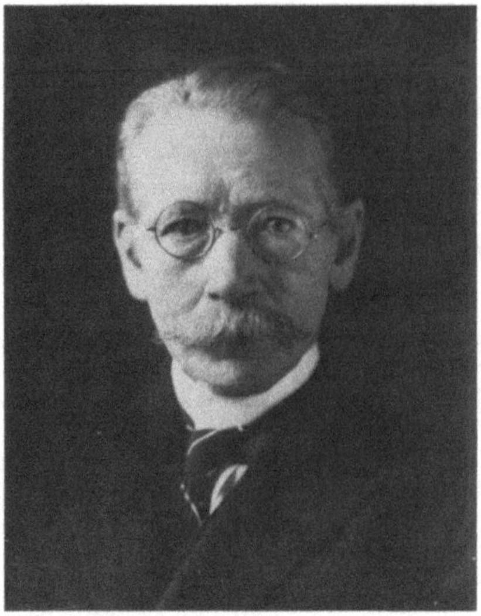

12. Porträt Fritz Bessel-Hagen (Ullstein)
13. Fritz Bessel-Hagen: Das städtische Krankenhaus Charlottenburg-Westend, Jena 1907 (Stabi)
14. Operationssaal im Krankenhaus Westend ca. 1905 (Rücker)

Fritz Bessel-Hagen 1856 - 1945

Als Fritz Bessel-Hagen im Mai 1897 die Leitung der chirurgischen Abteilung des Krankenhauses der Stadt Charlottenburg übernahm, befand sich die Chirurgie in erbärmlichem Zustand. Einzig die Aussicht auf einen von ihm mitzugestaltenden Neubau hatte ihn zur Annahme der Berufung bewogen. Die Pläne für das 1904 eröffnete Krankenhaus Westend zeigen ganz wesentlich seine Handschrift. Seine Bemühungen um den Neubau wurden mit der Verleihung des Roten-Adler-Ordens durch den Kaiser gewürdigt. Das Krankenhaus Westend galt bald als mustergültiger Krankenhausbau, der von in- und ausländischen Besuchern häufig besichtigt wurde. Bessel-Hagen war es ein Vergnügen, solche Delegationen selbst zu führen.

Fritz Bessel-Hagen ist am 2. Januar 1856 in Berlin geboren, hatte in Königsberg und Berlin Medizin studiert. Schon in seiner Studienzeit ist er mit anatomischen Arbeiten hervorgetreten, darunter eine über den Schädel Immanuel Kants. Als Assistent war er bei Eugen Hahn und dann bei Ernst von Bergmann. 1886 ging er nach Heidelberg zu Czerny, wo er sich noch im selben Jahr habilitierte und 1889 zum außerordentlichen Professor ernannt wurde; 1891 wurde er Direktor des Städtischen Krankenhauses Worms. Seine Tätigkeit am Krankenhaus Westend, wo er gleichzeitig Ärztlicher Direktor und Verwaltungsleiter war, hat er bis zum 31. März 1922 ausgeübt. Am 20. Dezember 1945 ist er in Berlin gestorben.

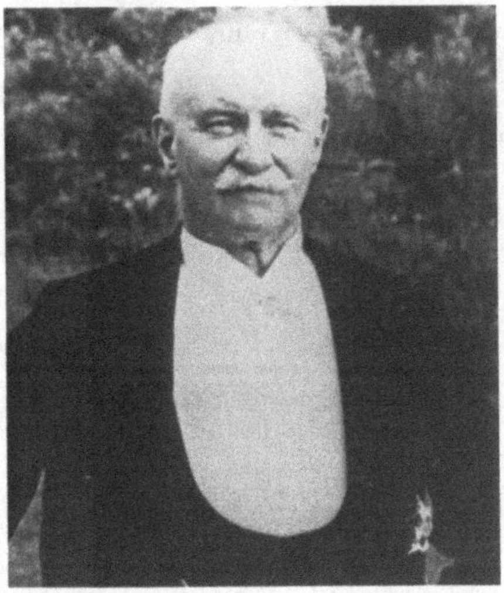

15. Porträt August Bier (Privatbesitz)
16. August Bier: Hyperämie als Heilmittel, Leipzig 1903 (IGM)
17. Biersche Saugglocke (IGM)
18. Biers Arbeitszimmer in der chirurgischen Klinik Ziegelstraße (IGM)
19. August Bier: Die Seele, 6. Aufl. München, Berlin 1940 (IGM)

August Bier 1861 - 1949

August Bier wurde am 24. November 1861 als Sohn eines Registrators in Helsen im damaligen Fürstentum Waldeck geboren. Er studierte von 1881 bis 1886 in Berlin, Leipzig und Kiel, wo er sich unter dem Einfluß von Friedrich von Esmarch der Chirurgie zuwandte. Nachdem er zunächst als Landarzt und Schiffsarzt praktiziert hatte, trat er 1888 als Assistenzarzt in die Chirurgische Klinik in Kiel ein, habilitierte sich dort 1889 und wurde 1894 Extraordinarius. 1898 erprobte er im Selbstversuch die Lumbalanästhesie, was ihn schlagartig berühmt machte. 1899 erreichte ihn ein Ruf nach Greifswald. Von dort ging er 1903 nach Bonn und wurde 1907 als Nachfolger Ernst von Bergmanns nach Berlin an die Chirurgische Klinik in der Ziegelstraße berufen, der er bis 1932 vorstand. Zahlreiche operationstechnische Verbesserungen, Untersuchungen über den Gasbrand und die Einführung des Stahlhelms gehen auf Bier zurück. Neben seiner allseits anerkannten Tätigkeit als Chirurg befaßte Bier sich auch mit Fragen der allgemeinen Pathologie und schuf sich dabei zahlreiche Gegner. Er betrachtete die Hyperämie als körpereigenen Heilvorgang, lehnte operative Maßnahmen bei Knochentuberkulose ab und verteidigte die Homöopathie. Seine Ideen wurden von der Mehrheit der Ärzte als vitalistisch verurteilt, fanden aber beim Publikum, ebenso wie sein populäres Buch „Die Seele" (1. - 4. Aufl. München 1939), großen Anklang. Nach 1932 zog er sich auf seinen Landsitz, das Gut Sauen bei Fürstenwalde zurück, widmete sich seinem Hobby, der Försterei, und starb dort am 12. März 1949.

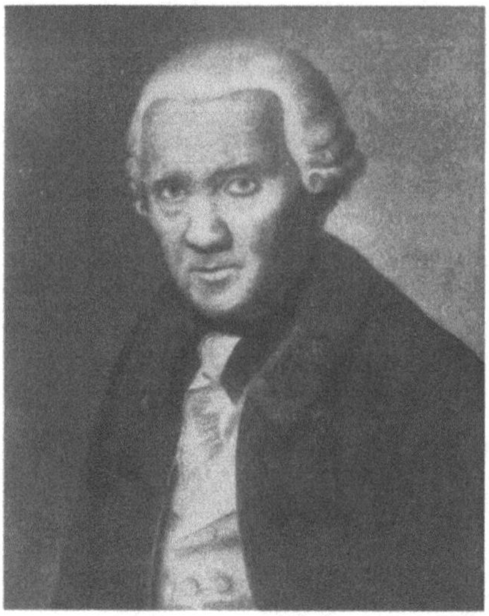

20. Porträt Johann Ulrich v. Bilguer, Stahlstich (IGM)

21. Johann Ulrich Bilguers Versuche und Erfahrungen über die Faulfieber und Ruhren, Berlin 1782 (IGM)

22. Spucknapf, Ende 18. Jahrhundert, Manufaktur Saargemünd (Vaubel)

Johann Ulrich von Bilguer 1720 - 1796

Mehr aus Zufall als aus eigenem Entschluß kam Johann Ulrich Bilguer nach Berlin, als das Regiment, dem er als Chirurg angehörte, 1742 aus württembergischen in preußische Dienste übertrat.

Bilguer, der am 1. Mai 1720 in Chur geboren wurde, hatte von 1737 an in Basel die Akademie besucht, war 1738 nach Straßburg gegangen und dort Wundarzt geworden. Seine chirurgische Ausbildung hatte er in Paris vervollkommnet, bevor er in das Württembergische Regiment eingetreten war. 1757 wurde er Generalchirurg und 1762 zum Leibarzt der Königin ernannt. 1794 wurde er in den Adelsstand erhoben und starb in Berlin am 6. April 1796.

Bilguers bedeutendste wissenschaftliche Leistung ist seine „Dissertatio de amputatione membrorum rarissime administranda aut quasi abroganda", die 1761 in Halle erschien und noch im selben Jahr auch in deutscher Übersetzung vorlag. Französische, englische, holländische und spanische Übersetzungen folgten.

Bilguer setzte sich in dieser Schrift sehr kritisch mit den zu seiner Zeit gültigen Indikationen zur Amputation auseinander. Er vertrat gegenüber der französischen Schule, die geradezu amputationswütig war, einen abwartenden Standpunkt und wurde damit zum Vater der konservativen Chirurgie. Neben dieser grundlegenden Schrift publizierte Bilguer Arbeiten über medizinisch-chirurgische Fragen, über das Faulfieber und die Ruhr und Anweisungen zur Wundarzneikunst.

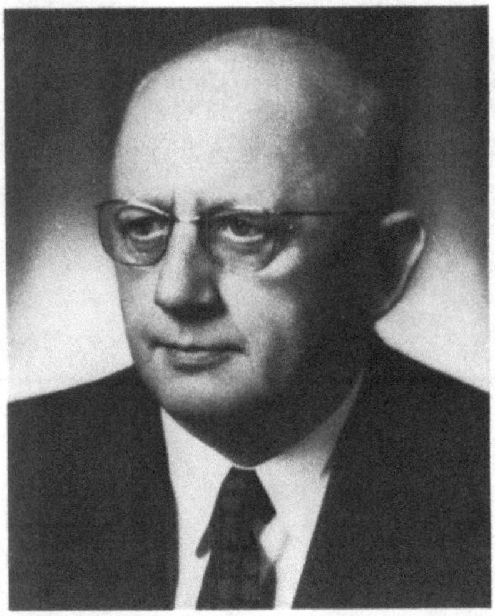

23. Porträt Werner Block (Gertrauden-Krankenhaus)
24. Werner Block und Rudolf Klapp: Die Knochenbruchbehandlung mit Drahtzügen, Berlin, Wien 1930 (IGM)
25. Werner Block: Der Arzt und der Tod, Stuttgart 1966
26. Kladde über die Prüfungen bei Werner Block, 1953 - 57 (IGM)

Werner Block 1893 - 1976

Werner Block, geboren am 5. März 1893 in Bochum, absolvierte das Medizinstudium in Freiburg und Straßburg. 1919 siedelte er nach Berlin über und arbeitete bis 1924 als Assistent bei August Bier. In diesem Jahr erhielt er eine Chefarztposition im St. Marienhospital in Witten, kehrte aber 1930 als Leiter der Chirurgischen Abteilung des Gertrauden-Krankenhauses Berlin-Wilmersdorf nach Berlin zurück und konnte sich hier 1936 habilitieren. 1951 erfolgte die Ernennung zum apl. Professor der Freien Universität Berlin. Schwerpunkt seiner wissenschaftlichen Tätigkeit war die Behandlung von Frakturen und Durchblutungsstörungen. Mit Klapp veröffentlichte er 1930 die „Knochenbruchbehandlung mit Drahtzügen".

Ein Mann, der sich vehement für den Fortbestand der humanistischen Schule einsetzte, hatte sicher auch weit über die Chirurgie hinausgehende Interessen. – Das inzwischen wieder aufgelegte Buch: „Der Arzt und der Tod in Bildern aus sechs Jahrhunderten", erschienen 1966, war das Ergebnis einer jahrzehntelangen Sammelleidenschaft (Ausstellung 1972 in Hannover). 1959 wurde er zum Präsidenten der Deutschen Gesellschaft für Chirurgie berufen und erhielt nach langer Tätigkeit als Generalsekretär kurz vor seinem Tode im Jahre 1976 die Werner-Körte-Medaille in Gold.

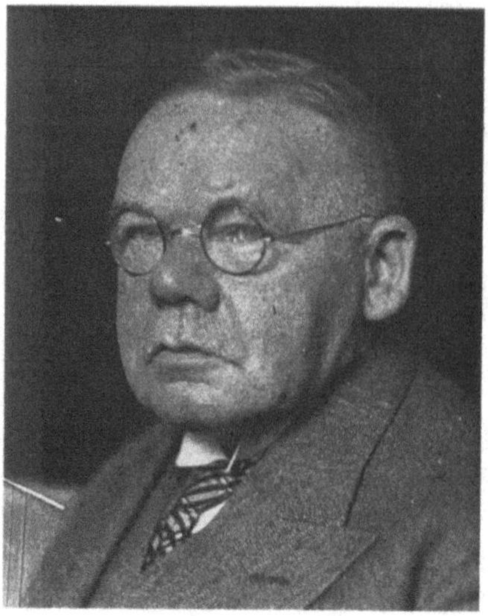

27. Porträt August Borchard (Ullstein)
28. August Borchard und Carl Garré: Lehrbuch der Chirurgie, Leipzig 1920 (IGM)
29. Zentralblatt für Chirurgie 43 (1916) (IGM)

August Borchard 1864 - 1940

Mit August Borchard begegnen wir einem der literarisch fruchtbarsten Deutschen Chirurgen. Sein Name ist nicht nur mit dem Archiv für klinische Chirurgie und dem Zentralblatt für Chirurgie verbunden, das er von 1916 an als Mitherausgeber und Schriftleiter betreut hat, auch die 2. und 3. Auflage des Deutschen Chirurgenkalenders sind unter seiner Betreuung entstanden. Mit Schmieden hat er ein Lehrbuch der Kriegschirurgie verfaßt, das ebenso wie das mit Garré und Stich bearbeitete Lehrbuch der Chirurgie mehrere Auflagen erlebte. In der Deutschen Gesellschaft für Chirurgie hatte er zunächst das Amt des 2. Schriftführers und Bibliothekars inne, ehe er 1930 als Nachfolger von Körte 1. Schriftführer wurde.

Borchard ist am 4. Juli 1864 in Lemgo geboren, hatte seine Ausbildung in Magdeburg bei Marchand und in Königsberg bei Braun erhalten und war dirigierender Arzt der Chirurgischen Abteilung des Diakonissenhauses in Posen gewesen. Nachdem er diese Stellung aufgegeben hatte, ließ er sich in Berlin-Charlottenburg nieder. Mitten in den Vorbereitungen zur 64. Tagung ist er 1940 gestorben. Borchard war Geheimer Medizinalrat, Professor, Ehren- und korrespondierendes Mitglied von vielen in- und ausländischen Chirurgenvereinigungen.

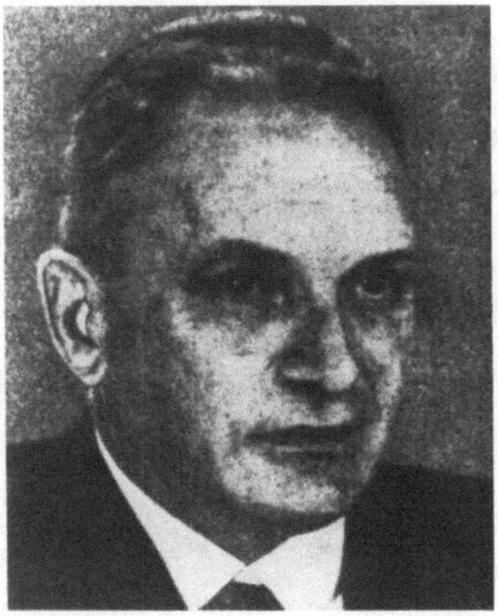

30. Porträt Moritz Borchardt (IGM)
31. Moritz Borchardt (Hrsg.): Ersatzglieder und Arbeitshilfen für Kriegsbeschädigte und Unfallverletzte, Berlin 1919 (Institut f. biomedizinische Technik TU Berlin)
32. Prototyp einer Armprothese, ca. 1920 (Institut f. biomedizinische Technik TU Berlin)

Moritz Borchardt 1868 - 1948

Moritz Borchardt, geboren am 6. Januar 1868 in Berlin, studierte in Zürich, Berlin, Leipzig und Heidelberg. Seine klinische Ausbildung erhielt er am Städtischen Krankenhaus am Urban bei Albert Fränkel, seine chirurgische bei Werner Körte. 1901 habilitierte er sich an der Berliner Universität und wurde 1905 zum Extraordinarius ernannt. Er übernahm die Chirurgische Abteilung am Städtischen Rudolf-Virchow-Krankenhaus. 1919 wechselte er zur Chirurgischen Abteilung des Städtischen Krankenhauses Moabit, die 1920 zur III. Chirurgischen Abteilung der Berliner Universität erhoben wurde. 1933 mußte er aus seinen Ämtern ausscheiden, da er zu den rassisch Verfolgten zählte. Er konnte kurz vor dem Krieg nach Südamerika emigrieren, wo er am 6. Januar 1948 in Buenos Aires starb.

Borchardt beschäftigte sich mit fast allen Gebieten der praktischen Chirurgie, besonders mit der des Bauchraumes, der Nerven, des Gehirns, des Rückenmarks, der Extremitäten und des Brustraumes. Er wirkte prägend für viele seiner Assistenten, die von ihm gegründete Schule konnte sich jedoch in der NS-Zeit nicht weiter entfalten.

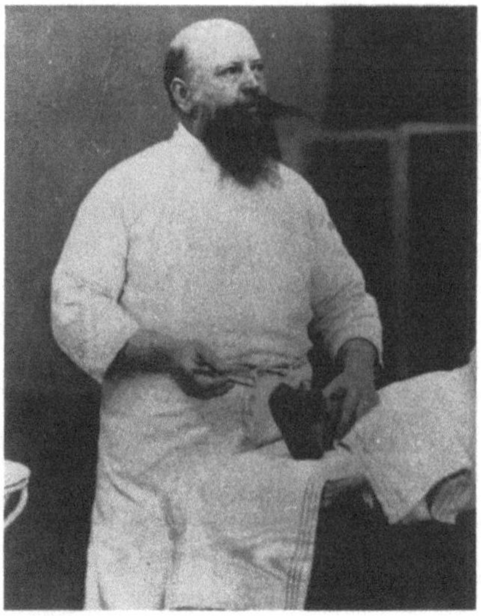

33. Porträt Fritz von Bramann (IGM)
34. Fritz v. Bramann: Behandlung der angeborenen und erworbenen Hirnkrankheiten mit Hilfe des Balkenstiches, Berlin 1913 (KAVH)
35. Kehlkopfkrebs Friedrichs III., Wachsmoulage Kopenhagen ca. 1890 (Panoptikum Berlin)

Fritz Gustav von Bramann 1854 - 1913

Fritz Gustav von Bramann wurde am 25. September 1854 in Wilhelmsburg/Ostpreußen geboren. Er studierte in Königsberg und arbeitete nach der Approbation von 1880 bis 1884 als Assistent an der Chirurgischen Abteilung des Städtischen Krankenhauses in Königsberg. Anschließend wechselte er an die Klinik Ernst von Bergmanns in Berlin. 1887 wurde er in Vertretung seines Chefs zum Kronprinzen nach San Remo gesandt und führte dort im Februar 1888 die Tracheotomie beim Prinzen durch. Im gleichen Jahr habilitierte er sich an der Berliner Universität, 1889 wurde er zum Extraordinarius ernannt, 1890 ging er als Nachfolger Richard von Volkmanns nach Halle. Dort verstarb Bramann am 26. April 1913.

Fritz von Bramanns besonderes Interesse lag auf dem Gebiet der Hirnchirurgie. Er publizierte über das Dermatoid der Nase, das arterio-venöse Aneurysma und das Chylussystem.

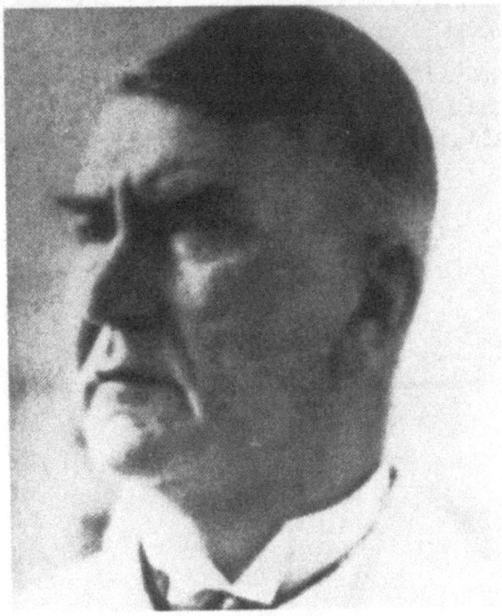

36. Porträt Wilhelm Braun (IGM)

Wilhelm Braun 1871 - 1945

Wilhelm Braun ist am 7. Oktober 1871 in Wesel geboren. 1896 wurde er in Königsberg approbiert und im selben Jahr in Göttingen promoviert. Seine akademische Laufbahn begann er als Assistent am Anatomischen Institut in Marburg, von wo er 1898 an die Chirurgische Abteilung des Krankenhauses Altona wechselte. Von 1901 bis 1903 war er Oberarzt bei Fedor Krause am Augusta-Hospital in Berlin, 1903 ging er als leitender Arzt der II. Chirurgischen Abteilung an das Krankenhaus am Friedrichshain, wo er von 1920 bis 1933 und wieder 1939/40 Chirurgischer Direktor und Leiter der I. Chirurgischen Abteilung dieses Hauses war. Schon seit 1917 war er Titularprofessor an der Friedrich-Wilhelms-Universität gewesen. Am 10. Juli 1945 ist er in Berlin gestorben.

Brauns Interesse galt zunächst der Chirurgie des Schädels und des Rückenmarks, wobei er vor allem über Schädelverletzungen und ihre Folgen arbeitete, später wandte er sich der Bauchchirurgie zu und publizierte über chirurgische Intervention beim Ileus. Bedeutung haben schließlich seine Arbeiten über Epithelpfropfung erlangt.

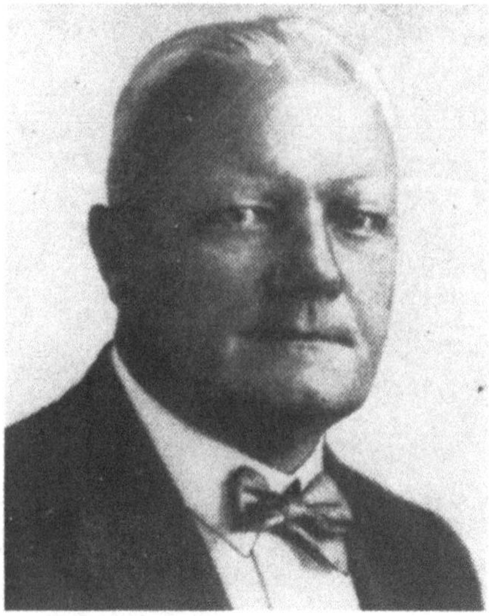

37. Porträt Friedrich Brüning (IGM)

38. Friedrich Brüning und Otto Stahl: Die Chirurgie des vegetativen Nervensystems, Berlin 1924 (IGM)

Friedrich Brüning 1879 - 1938

Friedrich Brüning ist am 21. März 1879 in Neumünster/Holstein geboren. Nach dem Medizinstudium, Approbation und Promotion im Jahr 1903 wurde er Assistent auf der Chirurgischen Abteilung des Diakonissenkrankenhauses in Freiburg/Breisgau bei Edwin E. Goldmann und war ab 1907 als Chirurg in Freiburg tätig. 1914 wurde er als Stabsarzt an die Kaiser-Wilhelms-Akademie kommandiert und kam als Assistent an die Charité zu Hildebrand. Jedoch schon bald wurde er als Chefarzt eines Feldlazarettes eingesetzt und war ab 1915 Mitglied der deutschen Militärmission für die Türkei und in dieser Eigenschaft Botschaftsarzt. Daneben war er Lehrer für Chirurgie am Gülhane-Krankenhaus in Istanbul.

Nach seiner Rückkehr nach Deutschland konnte er sich 1919 bei Hildebrand habilitieren und wurde 1922 zum außerordentlichen Professor ernannt. Im selben Jahr übernahm er die Chefarztstelle der Chirurgischen Abteilung des Rittberg-Krankenhauses in Berlin-Lichterfelde, die er bis 1938 innehatte. Am 4. November dieses Jahres ist er in Berlin gestorben.

Brünings Veröffentlichungen betreffen vor allem das Gebiet der Kriegschirurgie und das der Chirurgie des vegetativen Nervensystems, ein Gebiet, das er in den zwanziger Jahren gepflegt hat. In dieser Zeit erschienen nicht nur zahlreiche Aufsätze zu diesem Thema, sondern auch eine grundlegende Monographie.

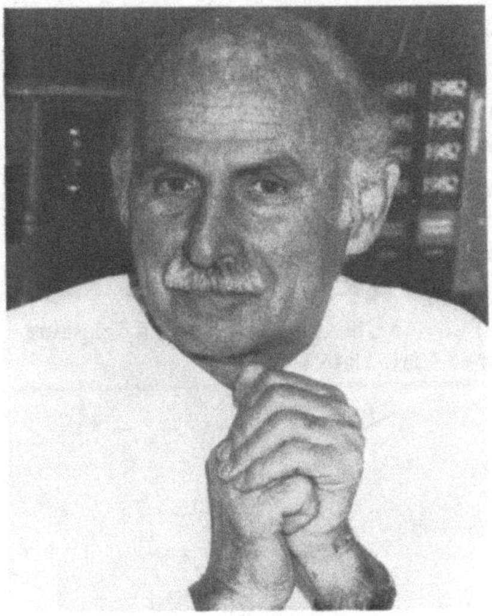

39. Porträt Emil Sebastian Bücherl (privat)
40. Synopse der Entwicklung des künstlichen Herzens (Bücherl)
41. Modell einer künstlichen Herzkammer 1983 (Bücherl)
42. Prototyp eines mit Schaldach entwickelten Herzschrittmachers (Biotronik) (Bücherl)

Emil Sebastian Bücherl * 1919

Emil Sebastian Bücherl wurde am 6. November 1919 in Furth i. W. geboren. Nach dem Medizinstudium in München, Rom und Heidelberg begann er seine chirurgische Ausbildung 1945 im Städtischen Krankenhaus Amberg. Drei Jahre später verließ er diese Klinik, um sich am physiologischen Institut der Universität Göttingen (Rein) experimentellen Arbeiten zum Thema der Organdurchblutung zu widmen. Ehe er 1952 seine chirurgische Ausbildung bei Hellner in Göttingen wieder aufnahm, hospitierte er ein Jahr bei Crafoord im Sabatsberg-Krankenhaus in Stockholm. Ende 1957 wechselte er zu Linder an die Chirurgische Universitätsklinik Berlin über, bereits vorher konnte er am 10. Oktober 1957 die erste unter Anwendung einer Herz-Lungen-Maschine in Deutschland ausgeführte Operation am offenen Herzen vornehmen.

Zehn Jahre später übernahm er die Leitung der Chirurgischen Klinik im Krankenhaus Neukölln, Berlin, kehrte aber bereits 1969 als Nachfolger von Franke an die Chirurgische Universitätsklinik Charlottenburg zurück. Seit 1960 beschäftigt er sich mit der Entwicklung eines künstlichen Herzens. Auf diesem Gebiet ist seine im Klinikum Westend gegründete Abteilung für experimentelle Chirurgie in Deutschland führend. Ein mit Schaldach 1960/63 entwickelter Herzschrittmacher (Biotronik) wird heute weltweit implantiert.

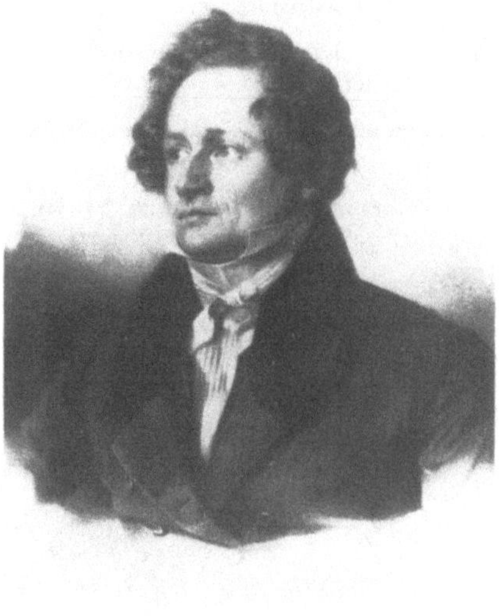

43. Porträt Johann Friedrich Dieffenbach, Stahlstich (IGM)

44. Johann Friedrich Dieffenbach: Operative Chirurgie, Bd. 1, Leipzig 1845 (IGM)

45. Fritze/Reich: Die plastische Chirurgie, Berlin 1845, Darstellungen von Dieffenbachs Operationen nach Skizzen seiner Schüler (Gabka)

46. Brief an den Chirurgen Burow in Königsberg vom 6. April 1846 (IGM)

Johann Friedrich Dieffenbach 1792 - 1847

Johann Friedrich Dieffenbach wurde am 1. Februar 1792 in Königsberg geboren. 1812 begann er das Studium der Theologie, beteiligte sich in den Befreiungskriegen 1813/14 als reitender Jäger und widmete sich 1816 - 1820 dem Medizinstudium in Königsberg, das er 1820 aus Liebeskummer verließ. Nach Aufenthalten bei Philipp von Walther in Bonn, in Frankreich und Würzburg, wo er 1823 promovierte, ließ er sich im gleichen Jahr in Berlin nieder und wandte sein Interesse der Chirurgie zu. 1829 wurde er dirigierender Arzt der Chirurgischen Abteilung des Charité-Krankenhauses und 1840 nach dem Tod Carl Ferdinand von Graefes ordentlicher Professor für Chirurgie an der Berliner Universität. Dieffenbachs große Verdienste liegen auf dem Gebiet der wiederherstellenden Chirurgie, als deren Schöpfer er bezeichnet werden kann. Sein grundlegendes Werk „Chirurgische Erfahrungen, besonders über die Wiederherstellung zerstörter Teile des menschlichen Körpers nach neuen Methoden", das 1829 - 1834 in 4 Bänden in Berlin erschien, begründete seinen Ruf auch im Ausland. In Berlin sangen die Gassenjungen: „Wer kennt nicht Doktor Dieffenbach, den Doktor der Doktoren. Er schneidet Arm und Beine ab, macht neue Nas und Ohren." Außerdem entwickelte er mit Hilfe der subkutanen Teniotomie die orthopädische Operationstechnik und wurde mit seiner preisgekrönten Schrift „Über das Schielen und die Heilung desselben durch die Operation", Berlin 1842, zum Bahnbrecher der chirurgischen Ophthalmologie. 1847 führte er in Berlin die Äthernarkose ein („Der Aether gegen den Schmerz", Berlin 1847). Er starb plötzlich, mitten in der Vorbereitung zu einer Operation, am 11. November 1847.

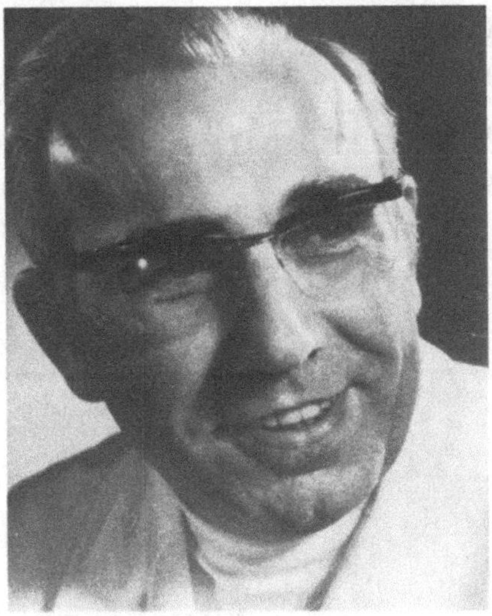

47. Porträt Rolf Dohrmann (privat)
48. Rolf Dohrmann: Veränderungen des Krankenhausmilieus, Langenbecks Arch. Chir. 332 (1972), S. 817 - 825
49. Skizze einer Analfistel (Mühlig)

Rolf Dohrmann * 1918

Rolf Dohrmann wurde am 29. Dezember 1918 in Oderberg/Mark geboren. Nach Beendigung seines Studiums 1945 in Göttingen folgten Assistentenjahre an verschiedenen Kliniken des Krankenhauses Helmstedt (Büren), bis er 1948 nach Berlin übersiedelte. Nach kurzer Tätigkeit im Robert-Koch-Institut nahm er seine chirurgische Ausbildung an der Chirurgischen Universitätsklinik der Humboldt-Universität unter Hummel auf und war in der Zeit von 1952 bis 1960 Assistent und Oberarzt bei Linder im Klinikum Westend, Berlin. Er übernahm dann die Leitung der Chirurgischen Klinik des Krankenhauses Zehlendorf in Berlin. Speziell auf dem Gebiet der Abdominalchirurgie erreichte dieses Haus in wenigen Jahren einen weit über Berlin hinausgehenden Ruf.

Daneben galt Dohrmanns Interesse speziell Fragen der Elektrolyt- und Infusionstherapie, den Problemen des Hospitalismus und der Krankenhausorganisation sowie technischen Konstruktionen (Patientenbettwaage).

Dohrmann ist langjähriger Schatzmeister der Deutschen Gesellschaft für Chirurgie.

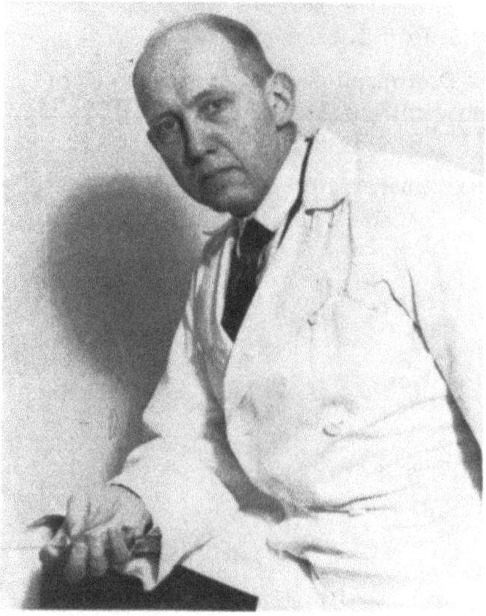

50. Porträt Hermann Domrich (privat)

51. Hermann Domrich: Lungenembolie und Wetter, Dtsche Zschr. Chir. 234 (1931), S. 149 - 158 (Domrich)

Hermann Domrich * 1901

Am 18. Juni 1901 wurde Hermann Domrich in Sonneberg/Thüringen geboren. Seine medizinische Ausbildung erhielt er zunächst im Anatomischen Institut der Universität Breslau und in der medizinischen Universitätsklinik von Jena. Er wechselte 1926 an die Chirurgische Universitätsklinik Berlin über und arbeitete als Assistent unter August Bier, Magnus und Rostock. 1938 konnte er sich in Berlin habilitieren und übernahm 1948 als Chefarzt die Leitung des Elisabeth-Krankenhauses in Berlin. Vier Jahre später konnte er als Chefarzt in das Martin-Luther-Krankenhaus Berlin überwechseln, das er bis zum Jahre 1952 leitete.

Ähnlich wie Eugen Joseph war er als Facharzt sowohl auf dem Gebiet der Chirurgie wie auch auf dem der Urologie tätig und konzentrierte sich deswegen in seinen wissenschaftlichen Arbeiten besonders auf die Behandlung von Nieren- und Harnleiterverletzungen sowie auf unfallchirurgische Probleme.

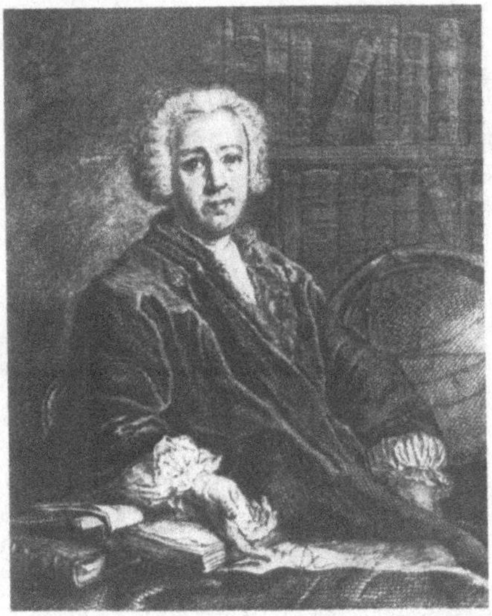

52. Porträt Johann Theodor Eller, Stahlstich (IGM)

53. Johann Theodor Eller: Nützliche und auserlesene Medicinische und Chirurgische Anmerkungen, Berlin 1730 (IGM)

54. Chirurgisches Nessecaire, 1. Hälfte 18. Jahrhundert (Dünschel)

Johann Theodor Eller 1689 - 1760

Nach kurzem Rechtsstudium in Jena studierte Johann Theodor Eller Naturwissenschaften und Medizin in Halle, den Niederlanden, Paris und London. Dies war eine gute Voraussetzung, um Leibarzt zu werden. Als Leibarzt und Physicus ist er dann auch 1721 in Bernburg und 1724 in Berlin zu finden. Innere Medizin lehrte er am Collegium medicochirurgicum in Berlin. Als ärztlicher Leiter der Charité sorgte er für ihre Einbeziehung in den klinischen Unterricht. Vor allem auf ihn und Georg Ernst Stahl geht das Medizinaledikt Friedrich Wilhelms I. von 1725 zurück. Als Direktor der physikalischen Klasse der Sozietät der Wissenschaften reorganisierte er diese gelehrte Gesellschaft 1743. Auf diese Weise übte Eller einen entscheidenden Einfluß auf die Entwicklung der Medizin und des Medizinalwesens in Brandenburg-Preußen aus. Was die Chirurgie betrifft, so setzte er sich konsequent für ihre Verwissenschaftlichung ein und bereitete damit der Vereinigung von Wundärzten und Ärzten langsam den Weg. Eller selbst scheute sich nicht, gelegentlich blutige Eingriffe vorzunehmen.

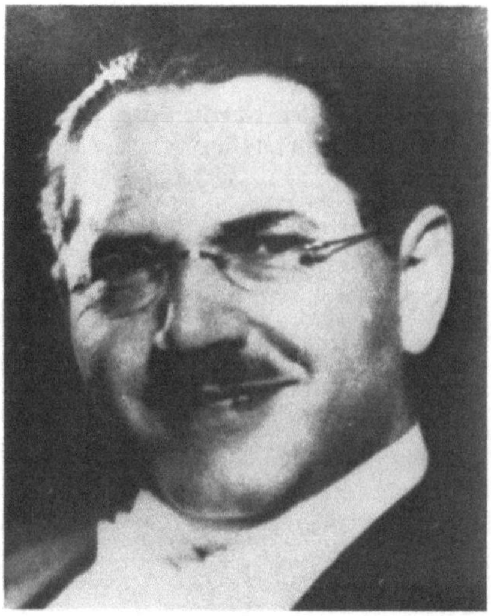

55. Porträt Franz Ernst (Hoffmann-Axthelm)
56. Curt Goetz: Hokuspokus, Berlin 1953, Franz Ernst gewidmet (UB FUB)
57. Franz Ernst bei einer Operation in der chirurgischen Poliklinik Ziegelstraße (IGM)

Franz Ernst 1887 - 1947

Franz Ernst wurde am 24. Dezember 1887 als Försterssohn in Ramsen, Rheinpfalz, geboren. Von 1908 bis 1911 studierte er in Berlin Zahnmedizin und wurde bald nach seiner Approbation mit der Leitung der Abteilung für Chirurgische Prothetik am zahnärztlichen Institut der Universität beauftragt. Otto Hildebrand und August Bier schätzten seine 1924 vorgelegte Habilitationsschrift über die Operation der Gaumenspalte als grundlegende Neuerung auf diesem Gebiete ein. Schon 1918 hatte Ernst die Leitung einer neu eingerichteten Kieferstation der Chirurgischen Universitätsklinik in der Ziegelstraße übernommen; um promovieren zu können, fehlte ihm jedoch das Abitur, das er 1919 am Leibniz-Gymnasium nachholte. 1928 wurde Ernst zum außerplanmäßigen Professor ernannt. 1929 verließ er die Universität, um sich ganz seiner schon 1925 gegründeten Poliklinik in der Luisenstraße zu widmen.

Franz Ernst war ein genialer Chirurg, der vor allem auf dem Gebiet der prothetischen und osteoplastischen Nachbehandlung bei Kieferresektion, bei der Behandlung von Gaumenspalten, Frakturen im Gesichtsbereich und bei der operativen Behandlung der Progenie bahnbrechende Arbeit geleistet hat.

Zu Ernsts Freunden gehörten nicht nur Ärzte und Wissenschaftler, sondern vor allem auch Künstler. In seinem Jagdhaus bei Ferbitz trafen sich Maler, Bildhauer, Literaten und Musiker. Zu den Gästen und Freunden gehörten Curt Goetz und Valerie von Martens, Walter Gieseking und Paul Hindemith.

Franz Ernst ist am 22. Mai 1947 in Berlin gestorben.

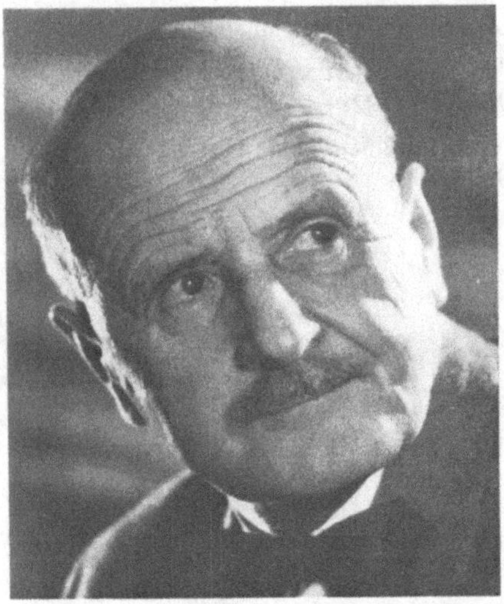

58. Porträt Willi Felix (Vaubel)
59. Goldene Taschenuhr von Willi Felix, Geschenk einer orientalischen Königlichen Hoheit, stand jahrzehntelang auf dem Schreibtisch in seinem Dienstzimmer (Felix)
60. Willi Felix' Hörrohr (Felix)
61. Eiserner türkischer Halbmond mit Verleihungsurkunde an Willi Felix (Felix)

Willi Felix 1892 - 1962

Am 10. Februar 1892 in Zürich geboren, entstammte Willi Felix einem traditionell der Medizin verbundenen Elternhaus. Sein Medizinstudium in Zürich, Freiburg und Heidelberg beendete er mit der Promotion in Heidelberg 1917. Seine fachchirurgische Ausbildung erhielt er bei Sauerbruch, zunächst in München, dann an der Charité in Berlin, wo er sich 1925 habilitierte, 1927 Oberarzt und 1929 außerordentlicher Professor wurde. In den Jahren von 1930 bis 1946 leitete er die Krankenhäuser Neukölln, Britz und Spandau. Während der NS-Zeit wurde er zeitweilig vom Dienst suspendiert und arbeitete in einem privaten Krankenhaus in Wilmersdorf. 1946 folgte er von Berlin-Spandau aus einem Ruf auf den Chirurgischen Lehrstuhl in Greifswald und von dort aus 1950 auf das Ordinariat in der Charité als Nachfolger seines Lehrers Sauerbruch.

Wissenschaftlicher Schwerpunkt war die Thoraxchirurgie mit Veröffentlichungen über die Behandlung der Lungen-Tbc, der Herzinsuffizienz und der arteriellen Hypertonie. Auf dem Gebiet der allgemeinen Chirurgie befaßte er sich mit Knochenregeneration und der Entzündung in Abhängigkeit von Nerveneinfluß sowie Neurotisation gelähmter Muskeln.

1952 wurde er Vorsitzender der Sektion Chirurgie und 1955 ordentliches Mitglied der Akademie der Wissenschaften. Er war Ehrenvorsitzender der Berliner Chirurgischen Gesellschaft und leitete 1960 als Vorsitzender den Deutschen Chirurgen-Kongreß. Er verstarb am 2. August 1962 im Jahr seiner Emeritierung.

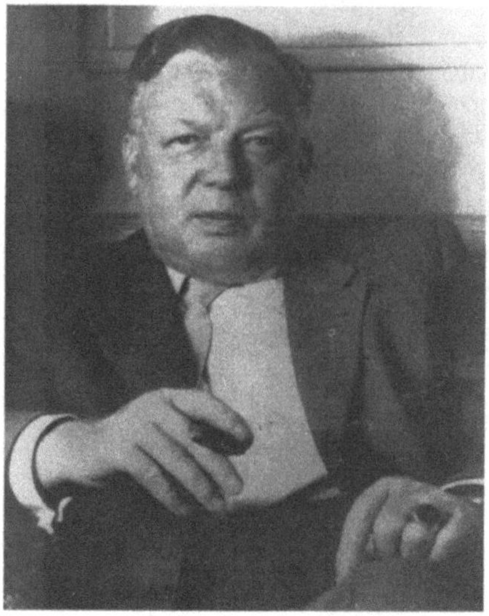

62. Porträt Werner Forßmann (IGM)
63. Die Katheterisierung des rechten Herzens, Kli. Wo. 8 (1929), S. 2085 - 2087 (IGM)
64. Werner Forßmann: Selbstversuch, Düsseldorf 1977 (IGM)

Werner Forßmann 1904 - 1979

Als einer der letzten Redner der 55. Tagung der Deutschen Gesellschaft für Chirurgie trat am 11. April 1931 ein junger Arzt aus der Provinz an das Rednerpult und sprach von Versuchen, die er gemacht hatte, das Herz röntgenologisch darzustellen. In einem Selbstversuch hatte er sich nach Übungen an der Leiche einen dünnen Gummischlauch von etwas mehr als einem Millimeter Dicke von der Ellenbeuge aus durch die Vene ins Herz vorgeschoben. In der Klinischen Wochenschrift hatte er schon 1929 über diesen Versuch berichtet, nun sprach er über weitere von ihm durchgeführte Versuche mit Kontrastmitteln. Doch der Vortrag des jungen Assistenzarztes blieb ohne Resonanz. Forßmann, der am 29. August 1904 in Berlin geboren wurde, hatte gerade sein Medizinstudium beendet und war Assistenzarzt am Augusta-Viktoria-Heim in Eberswalde. Zum 1. Oktober 1929 hatte er eine Assistentenstelle an der Charité bekommen. Aber seines Bleibens sollte nicht lange sein. Als Sauerbruch von einem sensationell aufgemachten Bericht der Berliner Nachtausgabe und von einem Prioritätenstreit mit Ernst Unger erfuhr, entließ er Forßmann mit der Bemerkung, an seiner Klinik sei kein Platz für Scharlatane.

Forßmann kehrte nach Eberswalde zurück, war dann doch für zwei Jahre bei Sauerbruch, ging für kurze Zeit nach Mainz, kehrte jedoch schon 1933 nach Berlin zurück, wo er am Rudolf-Virchow-Krankenhaus unter Heusch arbeitete, 1936 bis 1938 war er in Dresden am Stadtkrankenhaus, ehe er 1939 erneut nach Berlin ans damalige Robert-Koch-Krankenhaus zurückkehrte. Nach dem Krieg war Forßmann zunächst in Bad Kreuznach, dann in Düsseldorf tätig. Erst als er 1956 mit dem Nobel-Preis ausgezeichnet wurde, machte ihn die Universität Main zum Honorarprofessor; weitere Ehrungen folgten. Wie sagte ein Amerikaner zu ihm? „You are the typical man before his time!"

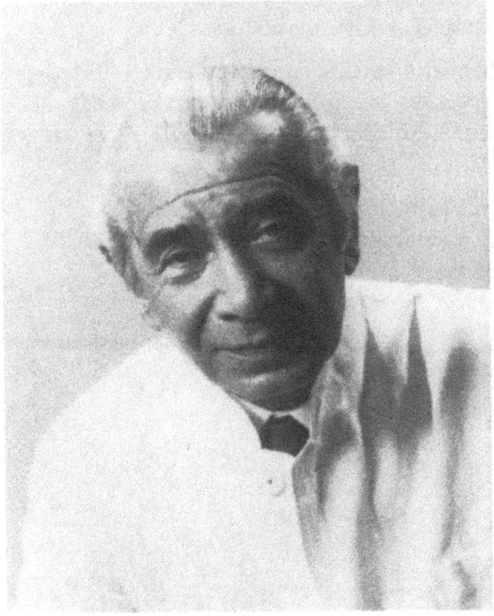

65. Porträt Hermann Franke (Häring)
66. Hermann Franke und Rudolf Häring: Gastrektomie und Kardiaresektion beim Magenkarzinom, Stuttgart 1970 (UB FUB)
67. Synopsis der Schule Hermann Frankes. Geschenk seiner Assistenten zum 70. Geburtstag (Vaubel)
68. Brief Hermann Frankes an seine Assistenten vom 11. Oktober 1976 (Loch)

Hermann Franke * 1911

Sein Lebenslauf wurde durch die Ereignisse des Krieges beeinflußt. Geboren 1911 in Bunzlau/Schlesien begann er nach Assistentenjahren am Anatomischen Institut in München und der Universitätsfrauenklinik in Erlangen 1938 seine chirurgische Ausbildung an der Charité unter Sauerbruch. Bereits 1940 mußte er sie abbrechen und war als Chirurg bis 1945 in verschiedenen Feldlazaretten der Ostfront tätig. 1949 bot ihm Derra eine Stelle an der Chirurgischen Klinik der Medizinischen Akademie Düsseldorf an. Hier habilitierte er sich im gleichen Jahr. Vor allem auf dem Gebiet der Herz- und Thoraxchirurgie bestand damals bedingt durch den Krieg ein großer Rückstand zu den angloamerikanischen Zentren. Auf diesem Sektor der Chirurgie leistete Franke, zusammen mit seinem Lehrer Derra, eine bemerkenswerte Aufbauarbeit. 1956 konnte er als Chefarzt die Chirurgische Klinik der Städtischen Krankenanstalten Nürnberg übernehmen, und erhielt dort 1962 die Berufung auf den Lehrstuhl für Chirurgie an der Freien Universität Berlin, zunächst im Krankenhaus Westend. 1968 übernahm er die Leitung der Chirurgischen Universitätsklinik im Klinikum Steglitz bis zu seiner Emeritierung 1976.

Abgesehen von seinen Arbeiten auf dem Gebiet der Thoraxchirurgie lag sein Schwerpunkt später bei der Abdominalchirurgie. Eine Operationstechnik nach Kardiaresektion zur Vermeidung der Refluxösophagitis ist mit seinem Namen verbunden. Seine Leistungen wurden gewürdigt durch die Ehrenmitgliedschaft der Griechischen Gesellschaft für Chirurgie und 1983 der Berliner Gesellschaft für Chirurgie.

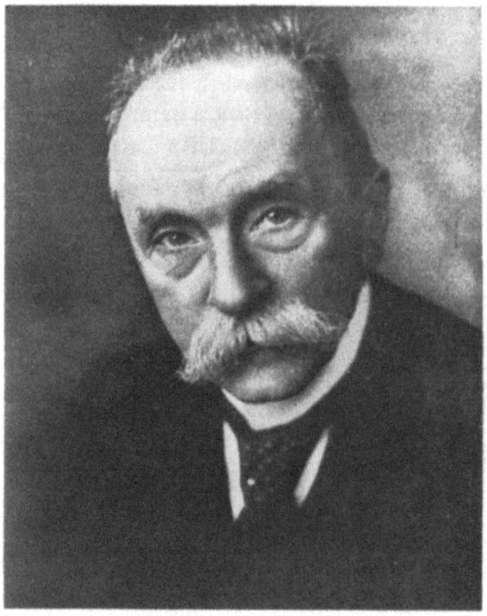

69. Porträt Themistokles Gluck (IGM)
70. Themistokles Gluck: Autoplastik – Transplantation – Implantation von Fremdkörpern, Verh. Berliner med. Ges. 21 (1890), 2. T., S. 79 - 109 (IGM)
71. Kniegelenksprothese aus Elfenbein, Kopie einer Zeichnung von Themistokles Gluck (Vaubel)

Themistokles Gluck 1853 - 1942

Themistokles Gluck wurde am 30. November 1853 in Jassy, Moldau, geboren. Seinen Vornamen ererbte er von einem atheniensischen Paten. Fünf Semester studierte er in Leipzig bei Karl Ludwig und Wilhelm His. Nach seinem Tentamen physicum in Leipzig wechselte er nach Berlin über. Hier waren seine wichtigsten Lehrer Rudolf Virchow und Bernhard von Langenbeck. In von Langenbecks Auftrag löste er in den Jahren von 1875 bis 1877 eine wichtige Forschungsaufgabe über die Nervennaht und Nervenregeneration. Für diese wissenschaftliche Arbeit erhielt er den 1. Staatspreis der Berliner Universität. 1878 wurde er promoviert. Von 1878 bis 1884 war er Assistent bei von Langenbeck und von Bergmann. 1882 habilitierte er sich als letzter akademischer Schüler von Langenbecks für Chirurgie. Nachdem eine Aussicht, Ordinarius in Bukarest zu werden, fehlgeschlagen war, kam er wieder nach Berlin zurück, wo er als Gewerksarzt im Norden der Stadt seine praktische Tätigkeit auszuüben gezwungen war, bis er 1890 die chirurgische Chefarztstelle am Kaiser und Kaiserin-Friedrich-Krankenhaus erhielt.

Zwei Probleme haben sein medizinisches Denken beherrscht: die Exstirpation der Organe und die plastische Chirurgie. Auf dem Gebiet des Ersatzes von Gefäß-, Knochen-, Muskel-, Sehnen- und Nervendefekten wirkte er durch Arbeiten, die oft anfänglich abgelehnt, später jedoch volle Anerkennung fanden. 1880 publizierte er Experimente, die für die Theorie der Implantationstherapie grundlegend geworden sind. Aber auch auf vielen anderen Sektoren (Tracheo-, Laryngo-, Pharyngo- und Ösophagoplastik, Exstirpation der Harnblase, Prostata und Thymus) wirkte er durch neue Methoden und Anregungen bahnbrechend.

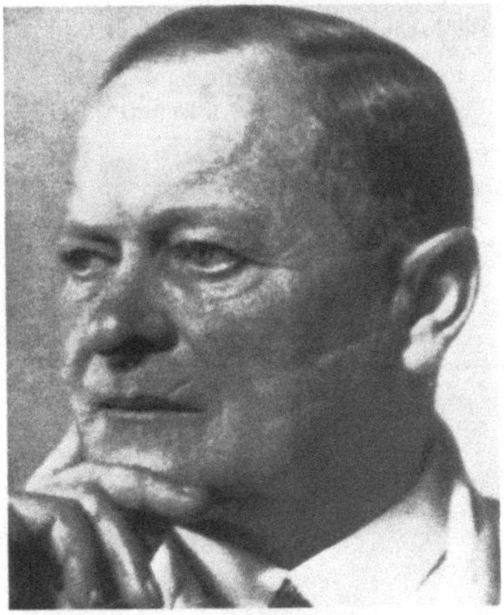

72. Porträt Hermann Gocht (IGM)

73. Hermann Gocht: Lehrbuch der Röntgenuntersuchung, Stuttgart 1898 (IGM)

Hermann Gocht 1869 - 1938

Hermann Gocht wurde am 3. Februar 1869 in Köthen (Anhalt) geboren. Medizin studierte er in Tübingen, Berlin und Halle. Gocht ist einer der Pioniere der Röntgenologie in Deutschland. 1896 eröffnete er, nur fünf Monate nach Erscheinen von Röntgens Mitteilung „Über eine neue Art von Strahlen", an Hermann Kümmells Klinik in Hamburg-Eppendorf ein Röntgeninstitut, in dem er als einer der ersten Strahlenbehandlung bei Mammakarzinom durchführte. Schwere Schäden bei dieser Arbeit zwangen ihn, sich der Orthopädie zuzuwenden, nachdem er schon 1897 nach Würzburg zu Albert Hoffa an die Orthopädische Klinik gegangen war. 1901 begründete er eine Orthopädische Privatklinik in Halle/S. und 1908 ein Krüppelheim. 1915 wurde er als außerordentlicher Professor, 1927 als ordentlicher Professor für orthopädische Chirurgie an die Universität Berlin berufen. Als Nachfolger von Georg Joachimsthal war er bis zu seiner Entpflichtung 1936 Direktor der Universitäts-Poliklinik für orthopädische Chirurgie Berlin ebenso wie Landeskrüppelarzt der Provinz Brandenburg. Nicht anders als in der Röntgenologie, in der sein „Lehrbuch der Röntgen-Untersuchung, zum Gebrauch für Mediziner" von 1898 bis 1921 sieben Auflagen erlebte, hat er in der chirurgischen Orthopädie, besonders in der Amputationstechnik und bei der Entwicklung von künstlichen Gliedern Maßgebendes geleistet. Die „Gochtsche Umpreßzange" beim Klumpfuß, gebaut nach dem Beispiel der Osteoklasten, die „Gochtsche Polsterbrettkrücke" und der „Gochtsche Knorpelbelag des Schenkelhalses" sind bleibende Beiträge zur Orthopädie.

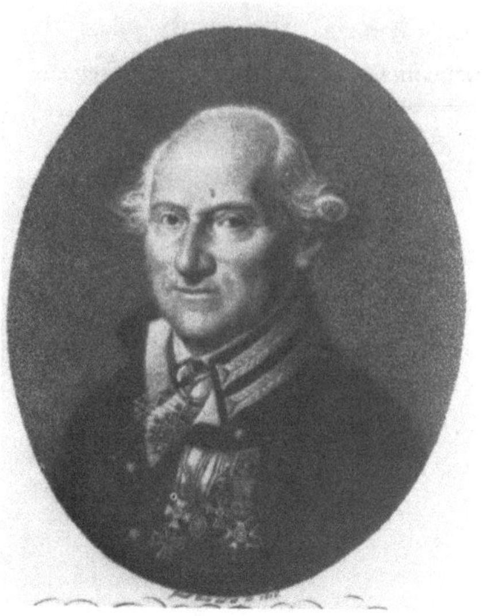

74. Porträt Johann Goercke, Stahlstich (IGM)

75. Büste Johann Goercke, Bronze auf Marmor, 1910 (Deutsches Med.hist. Museum)

76. Goercke-Medaille 1805 (IGM)

Johann Goercke 1750 - 1822

Johann Goercke gilt als der bedeutendste Militärarzt seiner Epoche. Er erlernte die Chirurgie noch handwerklich bei seinem Onkel, dem Regimentschirurgen Apfelbaum, in Tilsit und beim Regimentschirurgen Gerlach in Königsberg, wo er 1766 Kompaniechirurg wurde. Hier wie später in Potsdam, bei der Leibkompanie des Königs, vervollkommnete er seine Ausbildung an der Königsberger Universität bzw. am Collegium medico-chirurgicum in Berlin. Nach Ablegung des Staatsexamens wurde er 1788 Regimentschirurg. Als Stellvertreter des Generalstabschirurgen Theden nahm er an den Feldzügen seit 1790 teil. 1797 wurde er nach Thedens Tod selbst Generalstabschirurg. Er hat nach dem Zusammenbruch Preußens das preußische Heeressanitätswesen konsequent reorganisiert. Daneben war er ein gesuchter Arzt bei Hofe. Seine Bedeutung geht aber über all das weit hinaus. 1795 setzte er zur Verbesserung der Bildung der Militärärzte die Errichtung einer militärärztlichen Bildungsanstalt, der sogenannten medizinisch-chirurgischen Pépinière durch, aus der nach Aufhebung des Collegium medico-chirurgicum 1809/10 die „Medizinisch-chirurgische Akademie für das Militär" wurde. Er hat damit Berlin neben der Universität eine zweite medizinische Ausbildungsstätte gegeben, die für die zukünftige Entwicklung der Medizin in Berlin grundlegend werden sollte.

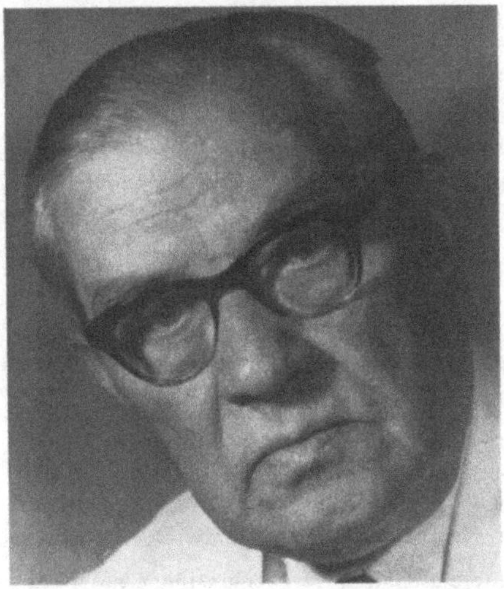

77. Porträt Erwin Gohrbandt (Heim)
78. Erwin Gohrbandt, J. Gabka und A. Bernsdorfer (Hrsg.): Handbuch der plastischen Chirurgie, Berlin 1976
79. Kladden über Prüfungen bei Erwin Gohrbandt 1951 (IGM)
80. Großkreuz des Deutschen Roten Kreuzes mit Verleihungsurkunde (Gabka/Palten)

Erwin Gohrbandt 1890 - 1965

Erwin Gohrbandt wurde am 20. September 1890 in Schlawe/Pommern geboren. 1910 bezog er die militärärztliche Kaiser-Wilhelms-Akademie in Berlin, an der er im Winter 1914/15 das Staatsexamen und die Doktorprüfung ablegte. Von 1914 bis Kriegsende diente er bei verschiedenen Truppenteilen. 1919 trat er in die Charité ein, wo er sich bereits 1924 unter Otto Hildebrand für Chirurgie habilitierte. Wegen seiner hervorragenden anatomischen und pathologischen Kenntnisse und seiner subtilen Operationstechnik betraute Hildebrand ihn mit der Leitung der Kinderchirurgischen Abteilung, wo er sich vor allem der chirurgischen Korrektur angeborener Mißbildungen widmete und seinen später internationalen Ruf als ein Meister der plastischen Chirurgie begründete. Damals entstand sein grundlegendes „Lehrbuch der Kinderchirurgie", Berlin 1928. 1928 schied Gohrbandt aus der Charité aus und wurde Chefarzt der Chirurgischen Abteilung des Städtischen Krankenhauses am Urban. 1940 wurde er als Ordinarius an die dritte Chirurgische Universitätsklinik am Städtischen Krankenhaus Moabit (dem damaligen Städtischen Robert-Koch-Krankenhaus) berufen. Nach der Teilung Berlins blieb Gohrbandt ärztlicher Leiter des Krankenhauses Moabit und führte danach bis zu seinem Tod im Jahre 1965 ein großes Ambulatorium in Berlin-Tiergarten.

Seine Neigung galt der Architektur. Er plante einen Neubau des Krankenhauses am Urban und ein großes chirurgisches Klinikum in Moabit und betrieb den Wiederaufbau der zerstörten Klinik nach dem Kriege. Für seine Verdienste auf diesem Gebiet wurde ihm 1956 von der Technischen Universität eine Honorarprofessur für „Krankenhausbau aus ärztlicher Sicht" verliehen.

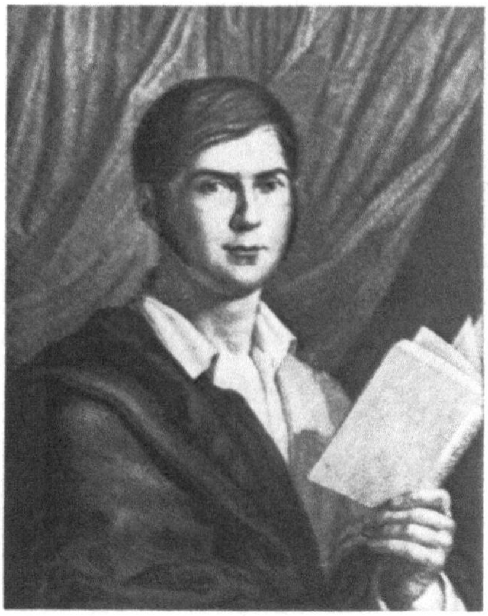

81. Porträt Carl Ferdinand von Graefe, Stahlstich (IGM)
82. Carl Ferdinand von Graefe: Rhinoplastik oder die Kunst den Verlust der Nase organisch zu ersetzen, Berlin 1818 (Vaubel)
83. Attest über die erfolgreiche Implantation eines Goldröhrchens zur Rekonstruktion des Tränenganges 1816 (Vaubel)
84. Medaille auf die Errichtung der chirurgisch-ophthalmologischen Universitätsklinik Berlin 1818 (Hahn)
85. Kollegheft der Vorlesung Philipp von Walthers über Chirurgie 1830 (Vaubel)
Graefe gründete zusammen mit ihm das Journal für Chirurgie und Augenheilkunde 1820.
86. Graefe-Medaille, Geschenk seiner Studenten aus dem Jahr 1829 (IGM)

Carl Ferdinand von Graefe 1787 - 1840

Carl Ferdinand Graefe wurde am 8. März 1787 als Sohn eines gräflichen Beamten in Warschau geboren. Er studierte zunächst an der medico-chirurgischen Akademie in Dresden, siedelte dann an die Universitäten Halle und Leipzig über und promovierte dort 1807 zum Doktor der Medizin und Chirurgie mit einer Arbeit über die „Angiektasie", die er erstmals erklärte. 1808 wurde er herzoglicher Hofarzt in Anhalt Bernburg und 1810 erreichte ihn ein Ruf als Professor an die neubegründete Berliner Universität, wo er das klinisch-chirurgisch-augenärztliche Institut leitete. Zwischen 1813 - 1815 wurde ihm die Aufsicht über das gesamte preußische Lazarettwesen übertragen. 1822 wurde er Mitdirektor der militärärztlichen Bildungsanstalten. 1826 wurde er mit Genehmigung seines preußischen Dienstherrn von Zar Nicolaus in den Adelsstand erhoben. Als gesuchter Chirurg und Augenarzt wurde er an mehrere europäische Höfe gerufen, zuletzt nach Hannover, wo er am 4. Juli 1840 starb.

Zu seinen besonderen Verdiensten gehören u.a. seine Untersuchungen über die ägyptische Augenkrankheit, die Durchführung der Gaumennaht bei angeborenen Spaltbildungen, die Wiederentdeckung der Rhinoplastik, die Einführung der partiellen Unterkieferresektion und zahlreiche operationstechnische Verbesserungen. Er gilt als einer der bedeutendsten Chirurgen seiner Zeit.

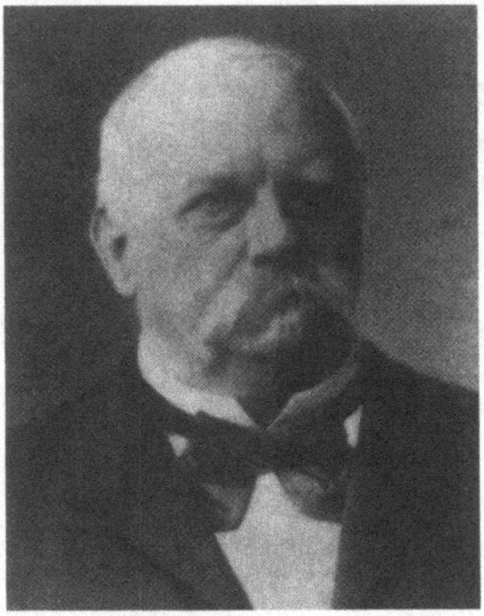

87. Porträt Ernst Gurlt (IGM)

88. Ernst Gurlt: Geschichte der Chirurgie, Bd. 1, Berlin 1898 (IGM)

89. Deutsche Charpie (Dünschel)

Ernst Julius Gurlt 1825 - 1899

Ernst Julius Gurlt wurde am 13. September 1825 in Berlin als Sohn des Professors und späteren Leiters der Berliner Tierarzneischule Ernst Friedrich Gurlt geboren. Nach dem Medizinstudium bestimmte sein Eintritt in die Langenbecksche Klinik in Berlin 1852 seinen weiteren wissenschaftlichen Lebensweg. Er habilitierte sich bereits 1853 in Berlin für Chirurgie und wurde 1862 außerordentlicher Professor. Als Kriegschirurg nahm er an den Feldzügen von 1848, 1864, 1866 und 1870/71 teil; so überrascht es nicht, ihn auch als Professor für Chirurgie an der späteren Kaiser-Wilhelms-Akademie zu finden. Bedeutender als seine Arbeit als Chirurg ist seine literarische Publikationstätigkeit. Er war u. a. Mitbegründer und Mitherausgeber des „Archivs für klinische Chirurgie"; er hat auch selbst zahlreiche Beiträge zu Albert Eulenburgs „Real-Enzyklopädie der gesammelten Heilkunde" geleistet. In der Deutschen Gesellschaft für Chirurgie" war er viele Jahre Schriftführer; er wurde schließlich ihr Ehrenmitglied. Seine „Geschichte der Chirurgie und ihrer Ausübung" von 1898, an der er 15 Jahre gearbeitet hatte, ist auch die heute noch nicht überholte grundlegende Darstellung der Geschichte der Chirurgie bis zum Ende des 16. Jahrhunderts.

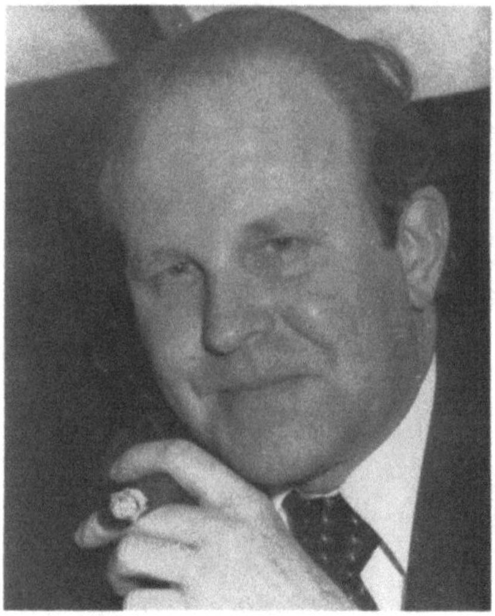

90. Porträt Rudolf Häring (privat)
91. Rudolf Häring (Hrsg.): Dringliche Bauchchirurgie, Stuttgart 1982
92. Endoprothese für inoperables Kardiakarzinom nach Häring
93. Skizze der von Häring durchgeführten isolierten Leberperfusion

Rudolf Häring * 1928

Am 3. November 1928 wurde Rudolf Häring in Urmitz/Rhein geboren. Nach Studium in Erlangen und Bonn begann er seine Assistententätigkeit zunächst am Pathologischen Institut Nürnberg und nahm dort auch seine chirurgische Ausbildung bei Franke im Jahre 1958 auf. 1962 folgte er seinem Lehrer nach Berlin, wo er sich 1966 habilitierte. 1969 siedelte er mit Franke vom Klinikum Westend in die neu erbaute Chirurgische Universitätsklinik des Klinikum Steglitz über. Sieben Jahre später konnte er seine Nachfolge antreten. 1970 gab er zusammen mit Franke eine Monographie „Gastrektomie und Kardiaresektion beim Magenkarzinom" heraus. Nach wie vor ist die Bearbeitung wissenschaftlicher Fragen aus dem Gebiet der Abdominalchirurgie, insbesondere der Pfortader- und Leberchirurgie, Schwerpunkt seiner Klinik.

1968 konnte Häring über die erste erfolgreiche extrakorporale Leberdialyse in Deutschland berichten. Eine von ihm entwickelte Ösophagus-Endoprothese für inoperable Kardiakarzinome trägt heute seinen Namen. Seine Leistungen wurden durch die korrespondierende Mitgliedschaft der Griechischen Chirurgischen Gesellschaft (1973) und der Österreichischen Gesellschaft für Chirurgie (1974) gewürdigt. Einen Ruf an den Lehrstuhl für Chirurgie der Universität Marburg lehnte er 1979 ab.

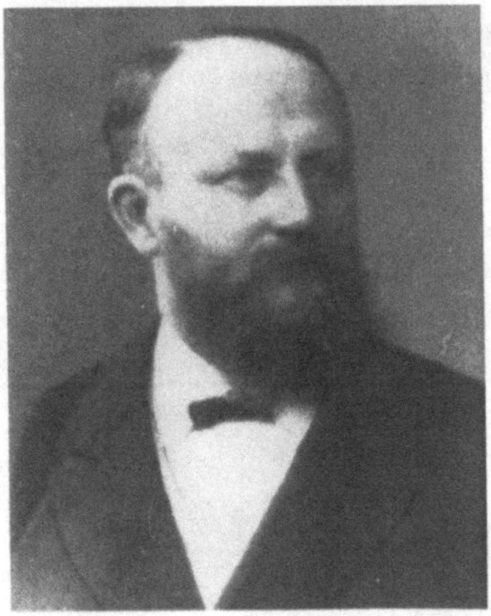

94. Porträt Eugen Hahn (IGM)

95. Trepan mit Kurbelmechanismus, Mitte 19. Jahrhundert (Deutsches Med.hist. Museum)

Eugen Hahn 1841 - 1902

1899 wurde der Chefarzt der Chirurgischen Abteilung des Krankenhauses im Friedrichshain Eugen Hahn Präsident der Deutschen Gesellschaft für Chirurgie. Bis zu diesem Jahr hatte Hahn ein umfangreiches Werk vorgelegt. Die Titel seiner Veröffentlichungen spiegeln seine weitgespannten Interessen. Sie reichen von der „Behandlung der beweglichen Niere durch Fixation" (1881) über die Magen-Darm-Chirurgie (z. B. Resection des carcinomatösen Pylorus, 1882, über Magencarcinom, 1885, über Erfahrungen auf dem Gebiete der Magen- und Darmchirurgie, 1897) bis hin zur Chirurgie der Schädel- und Rükkenmarkskrankheiten.

Eugen Hahn war ein bedeutender Chirurg im Berlin der zweiten Hälfte des vorigen Jahrhunderts. Am 7. April 1841 in Ortelsburg/Ostpreußen geboren, hatte er in Königsberg, Breslau und Berlin studiert und war hier auch zum Doctor medicinae promoviert worden. Nach seiner Teilnahme an den Kriegen 1866 und 1870/71 wurde er Assistent bei Wilms und 1880 ans Krankenhaus im Friedrichshain berufen. Die Verleihung des Professorentitels und die Ernennung zum Geheimen Sanitätsrat waren Stationen seiner Karriere. Hahn ist am 1. November 1902 in Berlin gestorben.

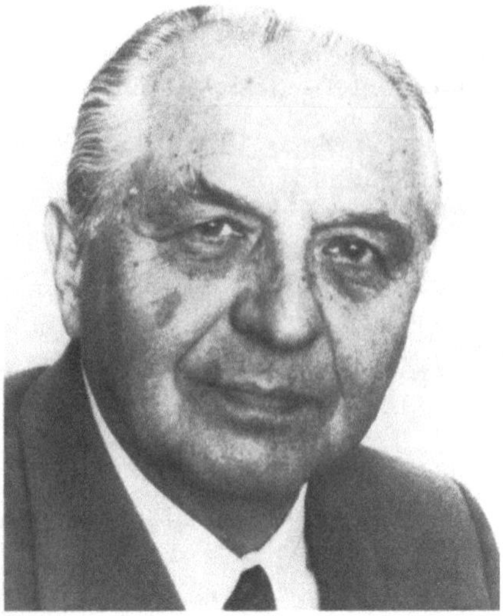

96. Porträt Wilhelm Heim (privat)

97. Wilhelm Heim: Einrichtung und Arbeitsweise einer Blutbank, Stuttgart 1954 (UB FUB)

Wilhelm Heim * 1906

Wilhelm Heim wurde am 2. November 1906 in Berlin geboren. Als Arzt approbiert und zum Doktor der Medizin promoviert wurde er 1931. Seine ärztliche Ausbildung begann er an der Charité, wo er unter Gustav von Bergmann an der Inneren Klinik Assistent war. 1932 wechselte er zu Gohrbandt ans Krankenhaus am Urban, wo er 1935 Oberarzt wurde. In gleicher Funktion ging er 1940 mit Gohrbandt ans Robert-Koch-Krankenhaus. 1941 habilitierte er sich an der Friedrich-Wilhelms-Universität. 1948 wurde Heim zum Chefarzt der chirurgischen Abteilung und zum Ärztlichen Direktor am Rudolf-Virchow-Krankenhaus berufen, 1949 wurde er Privatdozent an der Freien Universität und 1955 außerplanmäßiger Professor. Die Technische Universität Berlin ernannte ihn 1961 zum Honorarprofessor.

Nach dem Ausscheiden aus dem klinischen Dienst widmete sich Heim verstärkt der standespolitischen Tätigkeit. Von 1975 bis 1983 war er Präsident der Ärztekammer Berlin.

Wilhelm Heims wissenschaftliches Werk zeigt verschiedene Schwerpunkte; Fragen der Bluttransfusion und der Organisation einer Blutbank haben ihn ebenso beschäftigt wie die Chirurgie der Brustdrüse, Fragen der Antibiotikaschäden, des Einsatzes radioaktiver Isotopen in der Chirurgie und neuer Möglichkeiten ärztlicher Fortbildung.

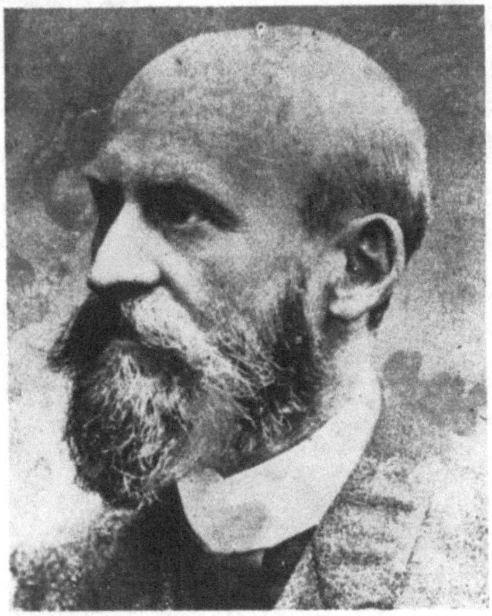

98. Porträt Otto Hermes (Ullstein)

99. Verschiedene chirurgische Nahtmaterialien, Anfang 20. Jahrhundert (Dünschel/Deutsches Med.hist. Museum)

Otto Hermes 1864 - 1928

Der Berliner Otto Hermes wurde am 7. Oktober 1864 geboren. Nach seiner Promotion im Jahre 1887 wandte er sich der Chirurgie zu. Seine Ausbildung absolvierte er in Berlin bei Hahn und Sonnenburg. In Halle bildeten ihn Kaltenbach, Herff und Fehling in operativer Gynäkologie aus. 1894 wurde er unter Sonnenburg Oberarzt der chirurgischen Abteilung des Krankenhauses Moabit mit einem anfänglichen Jahresgehalt von 3500,– Mark. Diesen Posten behielt er bis 1906. Mit Eröffnung des Rudolf-Virchow-Krankenhauses im gleichen Jahr wurde er Leiter der 1. Chirurgischen Abteilung und Ärztlicher Direktor. 1920 gab er seine führende Position aus Krankheitsgründen auf. Kurz vor Weihnachten 1928 starb er in Berlin.

In seinen Arbeiten beschäftigte sich dieser geschickte Operateur mit den verschiedensten Gebieten der Abdominalchirurgie, so mit der Ruptur des Dünndarms und den Netzplastiken. Darüber hinaus lieferte er wichtige Beiträge zur Chirurgie der Gallenwege und zur Rückenmarksanästhesie. Außerdem konzentrierte er einen Großteil seiner Energie auf die Erforschung des Zusammenhangs zwischen Appendizitis und Adnexerkrankungen.

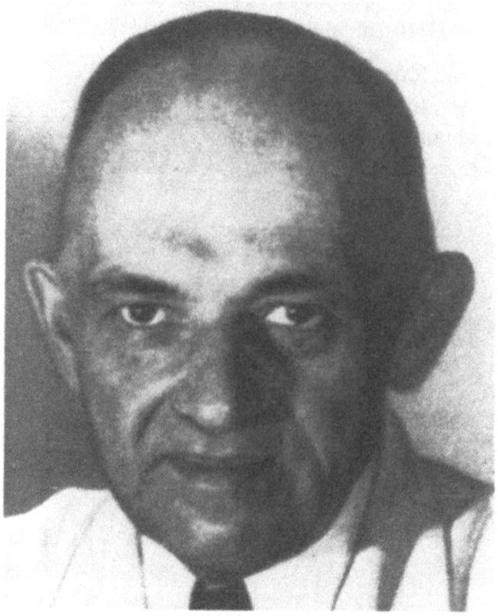

100. Porträt Willibald Heyn (IGM)

101. Willibald Heyn: Über Nierenbeckenplastik, Zschr. Urol. 32 (1938), S. 344 - 349 mit eigenhändigen Zeichnungen W. Heyns (Archiv d. Deutsch. Ges. f. Urol.)

Willibald Heyn 1891 - 1953

Willibald Heyn, Sohn eines Theologen, der auch als Reichstagsabgeordneter wirkte, wurde am 5. März 1891 in Greifswald geboren. 1916 wurde er in Berlin approbiert, 1919 in Greifswald promoviert. Anschließend arbeitete er bis 1933 als Assistent von Moritz Borchardt im Städtischen Krankenhaus Moabit. 1933 wurde er Chefarzt der Chirurgischen Abteilung des Kaiserin-Auguste-Viktoria-Krankenhauses in Berlin-Lichtenberg, das 1945 nach dem Zusammenbruch seine Tätigkeit einstellen mußte. Heyn übernahm die Leitung der Chirurgischen Abteilung des Oskar-Ziethen-Krankenhauses. 1948 wurde er Lehrbeauftragter der Humboldt-Universität. Er verstarb am 10. September 1953 in Berlin.

Heyn wirkte in verschiedenen Spezialgebieten, besonders in der Urologie. Viele neue Methoden und Instrumente gehen auf ihn zurück, ohne daß er jedoch Wert darauf legte, daß sie auch seinen Namen erhielten.

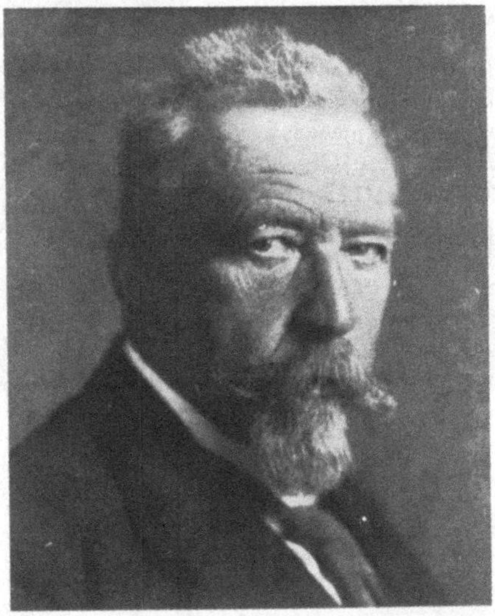

102. Porträt Otto Hildebrand (IGM)

103. Otto Hildebrand: Allgemeine Chirurgie, 3. Aufl. Berlin 1909 (IGM)

104. Ad maiorem Medicinae gloriam, Karikatur von A. Wolotzky (IGM)

Otto Hildebrand 1858 - 1927

Otto Hildebrand wurde am 15. November 1858 in Bern geboren, studierte in Jena Medizin, wobei er besonderes Interesse für Anatomie und Chirurgie an den Tag legte. 1884 schloß er sein Studium ab und wurde Assistent bei Ried und dessen Nachfolger H. Braun. 1886 ging er zu König nach Göttingen, wo er sich für Chirurgie habilitieren konnte und 1894 eine Titularprofessur erhielt. Als König 1896 den Ruf nach Berlin annahm, folgte ihm Hildebrand und wurde als Extraordinarius Leiter der Chirurgischen Poliklinik der Charité. 1899 nahm er einen Ruf auf das Ordinariat für Chirurgie in Basel an, um 1904 die Nachfolge seines Lehrers in Berlin anzutreten, wo er bis 1927 die Chirurgie an der Charité vertreten hat. Am 18. Oktober 1927 ist er in Berlin gestorben.

Zu seinen Hauptwerken zählen der „Grundriß der chirurgisch-topographischen Anatomie mit besonderer Berücksichtigung der Anatomie am Lebenden", der in mehreren Auflagen erschienen ist, das „Lehrbuch der allgemeinen Chirurgie" und die „Entwicklung der plastischen Chirurgie". Besondere Verdienste hat sich Hildebrand auch durch die Herausgabe der umfassenden „Jahresberichte der Chirurgie" erworben.

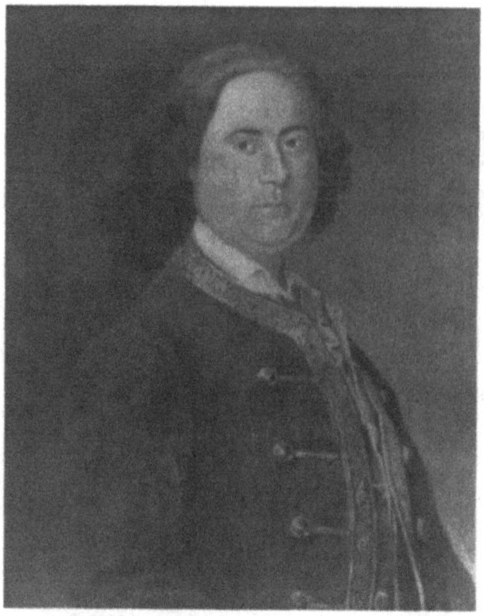

105. Porträt Ernst Conrad Holtzendorff, Stahlstich (IGM)

106. Rechnung über eine Amputation, ausgeführt von einem Armeechirurgen, aus dem Jahre 1775 mit drastischer Reduzierung durch die Staatskasse (!) 1776 (Vaubel)

107. Klistierspritzen, 18. Jahrhundert (IGM)

Ernst Conrad Holtzendorff 1688 - 1751

Der als Militärarzt und als Organisator gleichermaßen bekannte Ernst Conrad Holtzendorff wurde am 27. September 1688 in Berlin geboren. In den Jahren von 1706 bis 1709 war er als Regimentsfeldscher auf wissenschaftlichen Reisen unterwegs. Erst 28jährig, wurde er vom Preußenkönig Friedrich Wilhelm I. im Jahre 1716 zum Generalchirurgus, gleichzeitig zum Leibchirurgus und zum Direktor sämtlicher Chirurgen in Preußen berufen. Holtzendorff betrieb die Vereinigung von Medizin und Chirurgie.

Als der König 1719 schwer und lebensgefährlich erkrankte und die übrigen Ärzte schon das Schlimmste befürchteten, wurde er von Holtzendorff durch ein Brechmittel gerettet. Diese Tat verschaffte ihm das königliche Wohlwollen, das ihm ermöglichte, zahlreiche medizinische Einrichtungen zu verwirklichen. Seine rege Fürsorge für das Charité-Krankenhaus ist ebenso bemerkenswert wie seine Bemühungen um Auf- und Ausbau des 1713 in Berlin errichteten Theatrum anatomicum. Bis 1724 war Holtzendorff der verantwortliche Leiter des gesamten Armee-Sanitätswesens unter Friedrich Wilhelm I. Der Unterrichtung des militärärztlichen Nachwuchses widmete er seine besondere Aufmerksamkeit, so daß ihm eine ausgedehnte praktisch-chirurgische Beschäftigung unmöglich wurde. Beim Ausbruch des 1. Schlesischen Krieges fiel Holtzendorff in Ungnade, verließ 53jährig den Militärdienst und starb 1751 auf seinem Rittergut Colbitz.

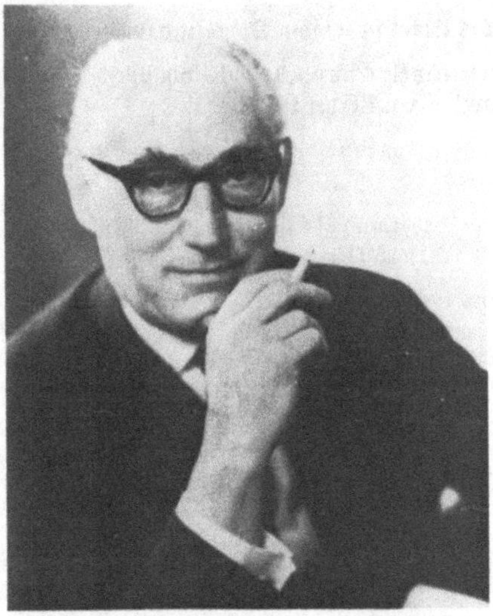

109. Porträt Ferdinand Hüdepohl (privat)

110. Ferdinand Hüdepohl: Das Carcinom des Urogenitalsystems, Dtsch. med. Journal 3 (1952), S. 100 - 106 (IGM)

Ferdinand Hüdepohl 1902 - 1980

Ferdinand Hüdepohl, geboren am 26. März 1902 in Straßburg, studierte in Bonn und Königsberg. Seine klinische Ausbildung erhielt er in Aachen, Bonn und den Niederlanden. 1933 kam er als Assistenzarzt an das St. Hedwig-Krankenhaus zu Alexander von Lichtenberg, der die urologische Abteilung des Hauses zu einer der wichtigsten Spezialkliniken in Deutschland gemacht hatte. Nach dem Ausscheiden von Lichtenbergs im Rahmen der NS-Verfolgungsmaßnahmen setzte Wilhelm Hakenbach die Ausbildung Hüdepohls fort. 1939 übernahm Hüdepohl die Leitung der urologischen Abteilung des St. Hedwig-Krankenhauses. Gleichzeitig erhielt er einen Lehrauftrag für Urologie an der Berliner Universität. Er gehörte zu den Spezialisten, die sich für die Herausbildung eines von der Chirurgie abgesonderten Fachgebietes besonders eingesetzt haben. Neben seiner Tätigkeit im St. Hedwig-Krankenhaus, die er bis zum Jahre 1956 wahrnahm, baute er in im Franziskus-Krankenhaus, das bis zum Jahre 1962 noch eine Belegklinik war, eine Urologische Klinik auf. Dieser stand er von 1962 bis 1972 als Chefarzt vor. Daneben operierte er im West-Sanatorium und in der Rheingau-Klinik. Außerdem hatte er eine große Privatpraxis, in der er noch bis kurz vor seinem Tod am 2. Juni 1980 in Berlin arbeitete.

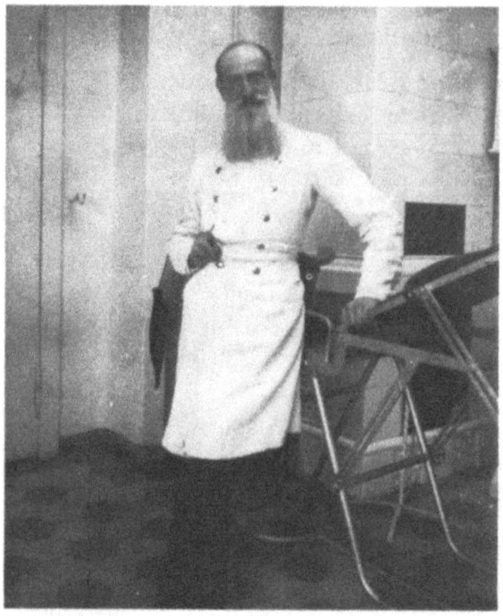

111. James Israel in seinem Operationssaal (Bloch)

112. James Israel: Chirurgische Klinik der Nierenkrankheiten, Berlin 1902 (Stabi)

113. Aus dem Tagebuch der Reise in die Türkei (Bloch)

114. James Israel und Hairi Pascha, Leibarzt des Sultans, 1915 (Bloch)

115. James Israel und Ernst Jeger (2. v. rechts) im Jüdischen Krankenhaus 1912 (Vaubel)

James Israel 1848 - 1926

James Israel ist am 2. Februar 1848 in Berlin geboren, auch sein Bruder William trug einen englischen Vornamen, ein Zeichen für die Verehrung, die der Vater, Adolph Israel, für England und englischen Lebensstil hegte. Zwei Neigungen traten schon beim jungen Israel deutlich hervor, die für die Naturwissenschaft und die für die bildende Kunst. Durch sie wurde auch sein Studium bestimmt, das er 1870 mit einer Dissertation über die Brightsche Krankheit abschloß. Bernhard von Langenbeck wurde einer der Gönner des jungen Chirurgen, der als Assistent in das Jüdische Krankenhaus eintrat, dessen Chirurgische Station von Langenbeck nebenamtlich leitete.

Israel war einer der ersten, der die Bedeutung der Listerschen Antisepsis erkannte und zu einem Studienaufenthalt nach Schottland fuhr. Als von Langenbeck sich von den Aufgaben im Jüdischen Krankenhaus zurückzog, empfahl er den erst 27jährigen Assistenten als Nachfolger, der 1875 zunächst stellvertretender, ab 1880 Chefarzt der Äußeren Abteilung wurde. In den 90er Jahren bot man Israel ein Ordinariat an, wenn er sich taufen ließe; er lehnte ab. 1894 wurde ihm dann doch der Professorentitel verliehen. Unter Israel wurde aus dem unbedeutenden Jüdischen Krankenhaus eine international angesehene Musteranstalt, in der die neue Disziplin der Urologischen Chirurgie gelehrt wurde. James Israel ist am 20. Februar 1926 in Berlin gestorben.

Israels Lebenswerk ist gekennzeichnet durch vier Schwerpunkte: Aktinomykose des Menschen, plastische Chirurgie, Abdominal- und Neurochirurgie und urologische Chirurgie, der er so viele Impulse gegeben hat, daß er damit die spätere Verselbständigung des Faches einleitete.

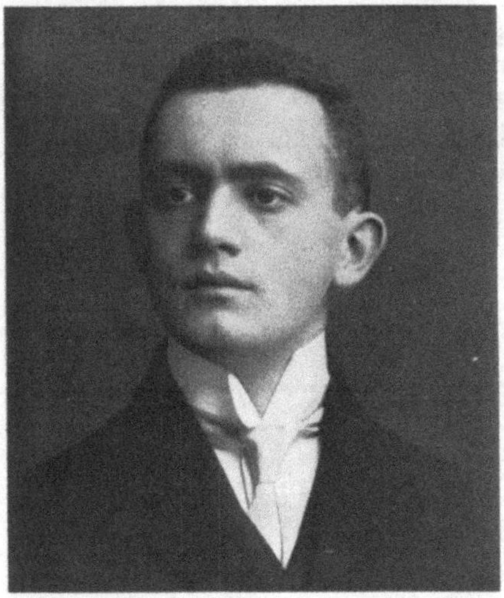

116. Porträt Ernst Jeger (Vaubel)

117. Ernst Jeger: Die Chirurgie der Blutgefäße und des Herzens, Berlin 1913 (UB FUB)

118. Postkarte von seiner Verlobten Angela Fritz an Ernst Jeger im Kriegsgefangenenlager Susa bei Kainsk/Sibirien (Vaubel)

119. Foto eines Patienten mit erfolgreich replantiertem Arm nach Nahschuß 1914. Das Foto wurde von einem Kampfflieger aus der belagerten Festung Przmysl ausgeflogen (Vaubel)

120. Totenschein Ernst Jeger (Vaubel)

Ernst Jeger 1884 - 1915

1913 erschien eine Monographie über die Gefäß- und Herzchirurgie des bis heute nahezu unbekannten Ernst Jeger mit einer außerordentlichen Fülle experimenteller Untersuchungen, die kriegsbedingt erst Jahrzehnte später Eingang in die Klinik fanden. Er entstammt der jüdischen Familie Jerusalem, bekannt vor allem durch den Religionsphilosophen Wilhelm Jerusalem. Am 9. November 1884 in Wien geboren, änderte er als junger Mann seinen Namen in Jeger und begann nach Studium in Österreich 1908 seine klinische Tätigkeit zunächst an der Universitätsklinik unter Bickel in Berlin. Er wechselte dann für zwei Jahre an die Erste Chirurgische Universitätsklinik nach Wien (von Eiselsberg) über, ehe er eine ausgedehnte Studienreise in die Vereinigten Staaten unternahm und bei Elsberg im Sinai-Hospital New York und bei Melzer, Auer und Carrel im Rockefeller-Institut hospitierte. 1912 kehrte er nach Berlin zurück und nahm seine Arbeit am Jüdischen Krankenhaus unter James Israel auf. Als Zivilarzt eingezogen, arbeitete er bei dem späteren Nobelpreisträger Barany in der von Russen eingeschlossenen Festung Przmysl. Im März 1915 geriet er in Gefangenschaft und verstarb am 30. August im Spital von Kainsk an Typhus.

Seine außerordentlichen Leistungen lagen auf dem Gebiet der Gefäßchirurgie. 1914 gab er experimentelle Untersuchungen zum Saphena-Bypasss an und im gleichen Jahr gelang ihm die erste Replantation eines bis auf eine schmale Hautbrücke durch Schußbruch abgetrennten Armes.

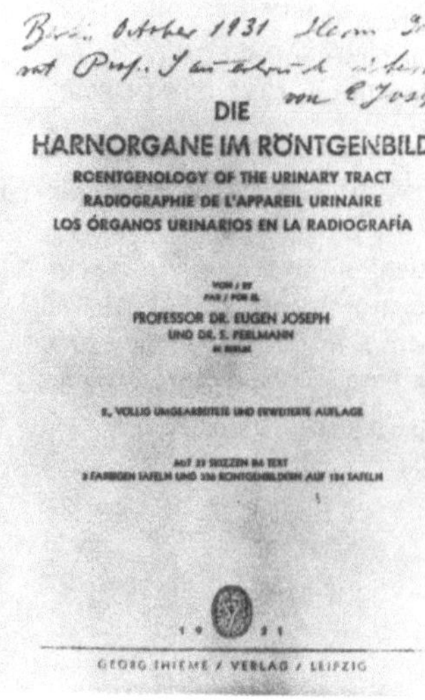
DIE
HARNORGANE IM RÖNTGENBILD
ROENTGENOLOGY OF THE URINARY TRACT
RADIOGRAPHIE DE L'APPAREIL URINAIRE
LOS ÓRGANOS URINARIOS EN LA RADIOGRAFÍA

PROFESSOR DR. EUGEN JOSEPH
UND DR. S. PERLMANN

19 31
GEORG THIEME / VERLAG / LEIPZIG

121. Eugen Joseph: Die Harnorgane im Röntgenbild, 2. Aufl. Berlin 1931, mit Widmung an Sauerbruch(UB FUB)

122. Steinfaßzange nach Joseph (Archiv der Deutschen Gesellschaft für Urologie)

Eugen Joseph 1879 - 1933

Eugen Joseph wurde am 26. April 1879 in Schlesien geboren. 1890 zog er mit der Familie nach Berlin. Dort bestand er 1897 das Abitur und begann das Medizinstudium in Greifswald. Nachdem er 1902 sein Staatsexamen in Heidelberg bestanden hatte, wurde er Assistent bei Czerny, von wo er 1904 zu August Bier nach Bonn überwechselte. Als Bier 1907 den Ruf auf das Ordinariat in der Ziegelstraße annahm, folgte er ihm als Assistent nach Berlin. 1910 habilitierte er sich bei Bier für das Fach Chirurgie, 1913 wurde er als Nachfolger von Oscar Rumpel zum Leiter der Urologischen Abteilung des Poliklinischen Instituts für Chirurgie in der Ziegelstraße und zum außerordentlichen Professor ernannt.

Schon 1912 war Joseph eines der ersten Mitglieder der Berliner Urologischen Gesellschaft geworden. Nach dem Ersten Weltkrieg eröffnete er eine chirurgisch-urologische Privatklinik, wurde Mitherausgeber der Zeitschrift für Urologie und der Zeitschrift für Urologische Chirurgie. 1929 wurde er stellvertretender Vorsitzender der Deutschen Gesellschaft für Urologie. Als ihm am 4. September 1933 aus rassischen Gründen die Lehrbefugnis entzogen wurde, setzte er am 24. Dezember 1933 seinem Leben freiwillig ein Ende.

Joseph gehört zu den Begründern der deutschen Urologie, doch sein Interesse galt nicht nur diesem Spezialfach. Er hat Studien zum Wesen der Entzündung, auch zur Kriegschirurgie vorgelegt. Seine bedeutendsten Forschungen galten jedoch der Diagnostik des Urogenitalsystems, der Tuberkulose der Harnorgane, der Chirurgie von Uretersteinen. Zu seinen Schülern zählten Simon Perlmann, Nicolai Klaiber, Hans Janke, Werner Staehler.

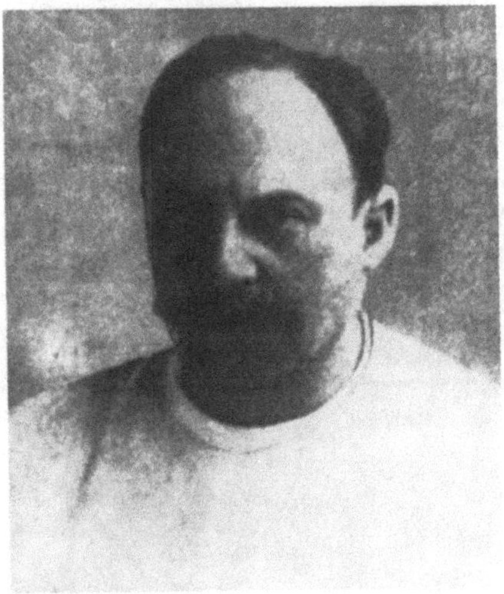

123. Porträt Jacques Joseph (Hoffmann-Axthelm)

124. Jacques Joseph: Nasenplastik und sonstige Gesichtsplastik, Leipzig 1931 (Gabka)

125. Signierte Originalinstrumente von Jacques Joseph (Stellmach)

126. Nasenplastik, indische Methode, Wachsmoulage Kopenhagen Ende 19. Jahrhundert (Panoptikum Berlin)

Jacques Joseph 1865 - 1934

Einer der Wegbereiter der plastischen Chirurgie, der jüdische Arzt Jacques Joseph, wurde am 6. September 1865 in Königsberg als Jakob Lewin geboren. Er studierte und promovierte in Berlin. Dort erhielt er auch seine weitere Ausbildung an der Universitäts-Poliklinik für Orthopädische Chirurgie bei Julius Wolff. Neben seiner praktischen Tätigkeit übernahm er 1910 die Leitung der Abteilung für Gesichtsplastik der Ohren- und Nasenklinik der Charité Berlin, ohne zum Lehrkörper der Universität zu gehören. 1918 wurde ihm der Titel Professor verliehen.

Sein besonderes Interesse galt der plastischen Chirurgie, besonders der des Gesichts. Er betrieb eine umfangreiche Privatpraxis und operierte in einer Belegklinik. Die zahlreichen, brillant ausgeführten Ohren- und Nasenkorrekturen sowie Gesichtshautraffungen brachten ihm den Beinamen „Nasen-Joseph" ein. Maßgeblich hat er die plastische Chirurgie als eigenständiges medizinisches Fachgebiet gefördert. Zahlreiche Operationsmethoden und chirurgische Instrumente wurden von Joseph entwickelt und nach ihm benannt.

Außer zahlreichen Zeitschriftenbeiträgen publizierte er Standardwerke seines Spezialgebietes: „Korrektive Nasen- und Ohrenplastik" sowie „Nasenplastik und sonstige Gesichtsplastik nebst einem Anhang über Mammaplastik".

Jacques Joseph starb am 12. Februar 1934 in Berlin.

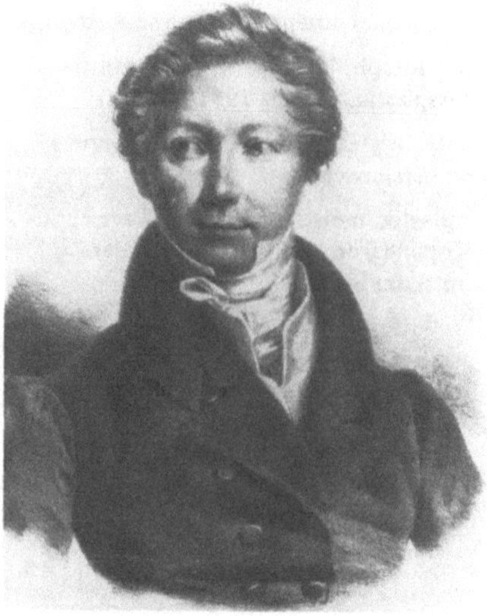

127. Porträt Johann Christian Jüngken (IGM)

128. Johann Christian Jüngken: Die Lehre von den Augenkrankheiten, 3. Aufl. Berlin 1842 (IGM)

129. Vorlesungsankündigung für das Sommersemester 1846 (IGM)

130. Subskription der gesammelten Werke Shakespeares 12. 1. 1839 (IGM)

Johann Christian Jüngken 1793 - 1875

Johann Christian Jüngken wurde am 12. Juni 1793 in Burg bei Magdeburg als Sohn des dortigen Physikus geboren. Zwischen 1812 und 1817 studierte er Medizin in Göttingen bei Langenbeck und Himly und in Berlin bei Carl Ferdinand von Graefe, dem er möglicherweise als Volontärchirurg während der Befreiungskriege begegnet war. 1817 promovierte er mit einer Arbeit über Graefes Versuche der künstlichen Pupillenbildung und hahabilitierte sich 1818 mit der Schrift „Namquam lux clara ophthalmiae neonatorum causa est occasionalis" (Berlin 1818). 1828 wurde er zum Extraordinarius ernannt und 1828 mit der Leitung der neugegründeten Klinik für Augenheilkunde im Charité-Krankenhaus betraut. 1841 wurde ihm zusätzlich die Chirurgische Abteilung der Charité unterstellt. Beide Ämter versah er bis 1868. Jüngken verfaßte „Die Lehre von den Augenoperationen" Berlin 1829 und „Die Lehre von den Augenkrankheiten" Berlin 1832, er wandte 1850 als erster in Deutschland das Chloroform bei Augenoperationen an. Jüngken hatte dieses Narkoseverfahren zuvor an einem Bären erprobt, der jedoch zur allgemeinen Erheiterung der Berliner Bevölkerung verschied. Die Revolution der Augenheilkunde durch die Entdeckung des Augenspiegels (1850) konnte er nicht mehr im vollen Maße würdigen. Er starb über 80jährig am 8. September 1875 auf der Durchreise in Hannover.

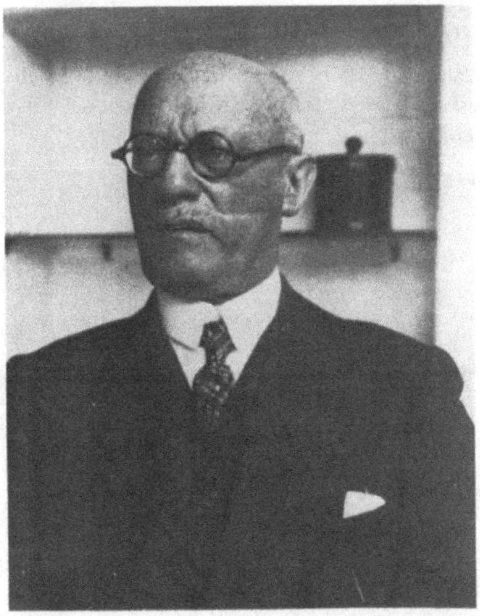

131. Porträt Moritz Katzenstein (Ullstein)

132. Dreieckstuch mit Verbandsanweisungen nach Esmarch (Dünschel)

Moritz Katzenstein 1872 - 1932

Moritz Katzenstein wurde am 14. August 1872 in Rotenburg an der Fulda geboren. Nach dem Besuch des Gymnasiums in Wiesbaden studierte er Medizin an den Universitäten Freiburg und München. Nach pathologisch-anatomischen und bakteriologischen Arbeiten erhielt er seine weitere Ausbildung am Berliner Krankenhaus der Jüdischen Gemeinde unter James Israel. 1911 habilitierte er sich für Chirurgie, 1918 wurde er außerordentlicher Professor. Nach seiner Front- und Lazarettätigkeit im Ersten Weltkrieg wurde er Direktor am Krankenhaus Friedrichshain.

1895 veröffentlichte er eine Monographie über sekundäre Veränderungen der Organe bei Rachendiphtherie. In seinen über neunzig Einzelarbeiten beschäftigte er sich insbesondere mit experimenteller Chirurgie. Schwerpunkte seiner Forschung lagen bei dem arteriellen Kollateralkreislauf, der Funktionsprüfung des Herzens (Katzensteinsche Methode), der Entstehung des Magengeschwürs und der Pseudarthrose, der Kryptorchismusoperation, der Elastizität und Neubildung der Gelenkbänder und der Gewebsimmunität. 1931 schrieb er das Kapitel „Die Verwertung von lokalen Immunitätsvorgängen in der Chirurgie, besonders bei Knochenfisteln und plastischen Operationen im ontozierten Gebiete" für den Ergänzungsband des „Handbuchs der experimentellen Therapie".

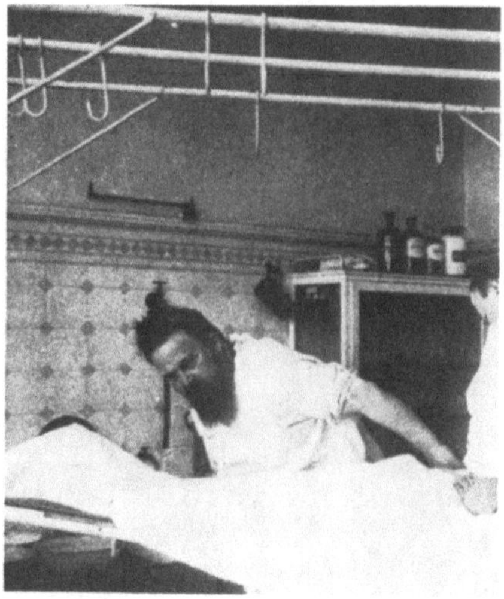

133. Porträt Hans Kehr (IGM)

134. Hans Kehr: Die in meiner Klinik geübte Technik der Gallensteinoperation, München 1905 (Stabi)

135. Kehrsche T-Drainage

Hans Kehr 1862 - 1916

In Halberstadt wurde am 27. April 1862 Hans Kehr geboren. Nach seinem Medizinstudium in Freiburg, Halle, Jena und Berlin legte er 1885 das Staatsexamen ab und war von 1886 bis 1887 zunächst chirurgischer Assistent in Gotha, dann 2 Jahre Hospitant in Wien und Berlin und eröffnete 1890 eine Privatklinik in Halberstadt. Hier begann er sich systematisch mit der Gallenchirurgie zu beschäftigen.

1910 siedelte er nach Berlin um und war an der Ungerschen Klinik tätig. Seine grundlegende Bearbeitung der Gallensteinerkrankung hat der Gallenwegschirurgie zur allgemeinen Anerkennung verholfen. Der Wellenschnitt und die Choledochus-T-Drainage sind heute mit seinem Namen verbunden. Für seine Leistungen wurde er zum Professor und Geheimen Sanitätsrat ernannt. 1916 infizierte sich Kehr, der zuckerkrank war, bei der Operation eines Kollegen und verstarb am 20. Mai 1916 im Alter von 54 Jahren an den Folgen einer Armphlegmone.

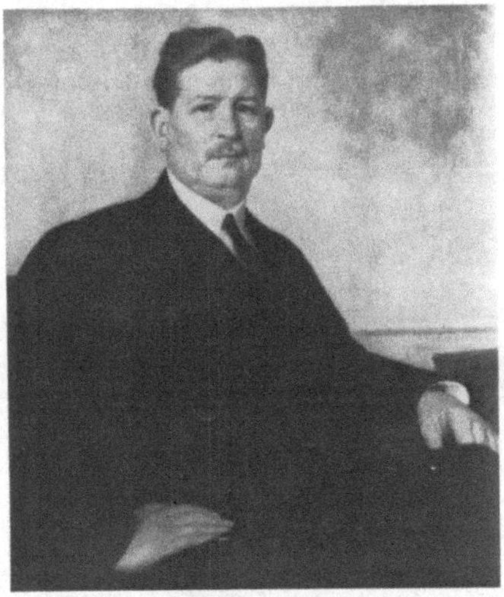

136. Porträt Rudolf Klapp (IGM)

137. Rudolf Klapp: Die Drahtextension in der Friedens- und Kriegschirurgie, Stuttgart 1944 (UB FUB)

138. Eingang der chirurgischen Poliklinik in der Ziegelstraße (IGM)

139. Klappsches Kriechen in der chirurgischen Poliklinik in der Ziegelstraße, Fotos ca. 1925 (IGM)

Rudolf Klapp 1873 - 1949

Klapp-Barren, Klapp-Bügel, Klappsche Drahtextension, Klappsche Kriechübung, Klappsche Operation, Klappsches Prisma, Klappsches Repositionsgerät, Klappsche Saugbehandlung, Klappscher Streckverband; man könnte die Reihe noch fortsetzen, sie zeigt in bunter Vielfalt das breite Arbeitsgebiet von Rudolf Klapp, aber auch gleichzeitig den Schwerpunkt seiner Arbeit.

Rudolf Klapp wurde am 16. Februar 1973 in Arolsen/Waldeck geboren, er studierte in Würzburg, München und Kiel, wo er 1898 promoviert wurde. Seine chirurgische Ausbildung begann in Greifswald, wo er Assistent bei August Bier wurde und bei dem er sich 1903 habilitieren konnte. Als Bier noch im selben Jahr nach Bonn berufen wurde, folgte ihm Klapp und wurde 1905 zum außerordentlichen Honorarprofessor ernannt. Auch Biers erneuten Wechsel nach Berlin machte Klapp mit und wurde 1907 Extraordinarius an der Universitätsklinik in der Ziegelstraße und gleichzeitig Leiter der Chirurgischen Universitätspoliklinik. Zwanzig Jahre lang hat er hier zusammen mit seinem Lehrer August Bier gewirkt, ehe er 1927 einen Ruf auf das Ordinariat an der Universität Marburg annahm. Dort ist er am 15. Februar 1949 gestorben.

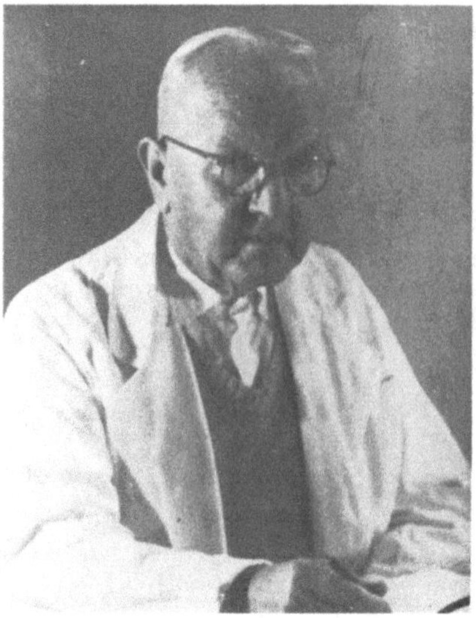

140. Porträt Heinrich Klose (Paulinenhaus)

141. Heinrich Klose: Die Chirurgie der Basedowschen Krankheit, Stuttgart 1929 (IGM)

Heinrich Klose 1879 - 1968

Heinrich Klose ist am 31. August 1879 in Ibbenbüren geboren. Er studierte in Göttingen und Straßburg, war Schüler von Recklinghausen, Aschoff, Ludwig Rehn und Schmieden. Er habilitierte sich in Frankfurt am Main, wurde dort außerordentlicher Professor und 1923 Ordinarius und Direktor der Chirurgischen Klinik und Poliklinik an der Medizinischen Akademie in Danzig. Dieses Amt bekleidete er bis zum Zusammenbruch. 1945 übernahm er die Chirurgische Abteilung des Hufeland-Krankenhauses in Berlin-Buch. Von 1946 bis 1947 war er Chefarzt am Martin-Luther-Krankenhaus, um dann Ärztlicher Direktor und Leiter der Chirurgischen Klinik und Poliklinik am Städtischen Krankenhaus in Friedrichshain zu werden. Dort war er am Aufbau des weitgehend zerstörten Krankenhauses und der Poliklinik beteiligt. Am 19. November 1968 ist er in Berlin gestorben.

Klose hat auf den verschiedensten Gebieten der Chirurgie gearbeitet, sein besonderes Interesse fanden in den zwanziger Jahren u.a. Schußverletzungen am Herzen, die Chirurgie der Schilddrüse, Fragen der Bauchchirurgie, die operative Behandlung von Erkrankungen der Mamma. Seit den dreißiger Jahren wandte er sich in den Publikationen allgemeineren Fragen zu.

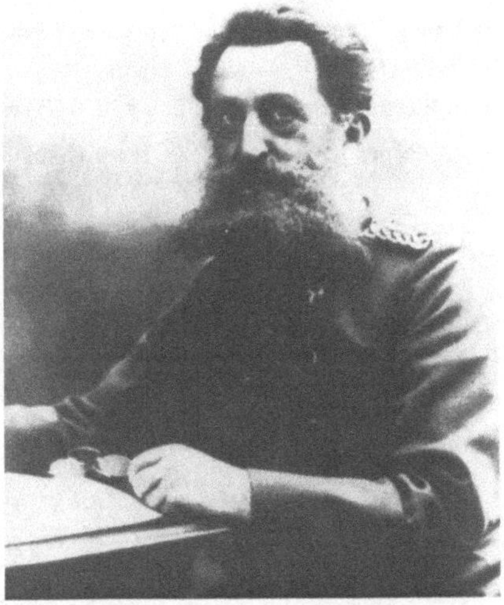

142. Porträt Albert Köhler (IGM)

143. Albert Köhler: Die Kriegschirurgen und Feldärzte Preußens und anderer deutscher Staaten, T. 1, Berlin 1899 (IGM)

144. Einladung und Programm der Einweihungsfeier des Neubaues der Kaiser-Wilhelms-Akademie am 10. 6. 1910 (IGM)

Albert Köhler 1850 - 1936

Am 29. Oktober 1850 wurde Albert Köhler in Zellerfeld/Harz geboren. Er studierte an der Kaiser-Wilhelms-Akademie, trat in den Militärdienst und war von 1885 bis 1895 Assistent von Bardelebens. Später wirkte er als leitender Arzt der Nebenabteilung für äußerlich Kranke an der Charité. An der Berliner Universität war er als nichtbeamteter Extraordinarius tätig und schied als Generalarzt aus dem Militärdienst.

Neben zahlreichen kriegschirurgischen und traumatologischen Veröffentlichungen beschäftigte er sich intensiv mit der Geschichte des Militärsanitätswesens und der Kriegschirurgie. Aber auch historische Abhandlungen über Nahtmaterial wie auch eine Geschichte der Instrumentenkunde zählten ebenso zu seinen Themen wie die Operation der Pylorusstenose, die operative Behandlung der Varicocele, die Bromäthylnarkose und eine historische Untersuchung über das Einheilen und Wandern von Gewehrkugeln. Daneben beschäftigte ihn noch das Problem der militärärztlichen Sachverständigentätigkeit, der Dienstbeschädigung und Rentenversorgung. Hierzu schrieb er insbesondere in den letzten Jahren des Ersten Weltkrieges einige nicht unwichtige Abhandlungen.

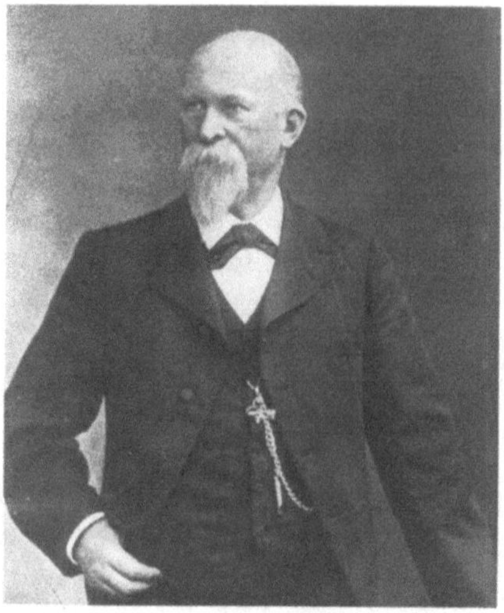

145. Porträt Franz König (IGM)

146. Franz König: Lehrbuch der allgemeinen Chirurgie, Berlin 1889 (IGM)

147. Brief an Werner Körte vom 1. 2. 1897 (IGM)

148. Brief an Werner Körte vom 7. 6. 1899 (IGM)

Franz König 1832 - 1910

Am 12. Dezember 1910 verstarb Franz König, emeritierter Professor der Chirurgie, in der Chirurgischen Klinik der Charité, dem Haus, in dessen Neuaufbau und Einrichtung er seine letzte wichtige Aufgabe erblickt hatte. In Berlin hatte der Arztsohn aus Rotenburg in Hessen, wo er am 16. Februar 1832 zur Welt gekommen war, zwei Semester seines Medizinstudiums verbracht, und nach Berlin kehrte er auch zur Vertiefung seiner Ausbildung zu von Langenbeck und Albrecht von Graefe 1857 zurück, woran sich eine zweijährige chirurgische Assistententätigkeit in Marburg anschloß. In Hanau hatte er ab 1860 dann Gelegenheit, als Amtswundarzt und Krankenhausarzt praktisch und wissenschaftlich in der Chirurgie weiterzuarbeiten. 1869 nahm er einen Ruf nach Rostock, 1875 einen nach Göttingen an. 1895 bemühte man sich um ihn als Nachfolger von Bardelebens an die Charité, wo er beim Um- und Neubau wesentlich mitwirken sollte. Bei dem Entschluß, wieder nach Berlin zu kommen, wird wohl auch die Anwesenheit seines Sohnes Fritz (damals Assistent bei von Bergmann) mitgespielt haben. 1904 trat er von seinem Amt zurück, siedelte für kurze Zeit nach Jena über, wo er noch als Krankenhausarzt tätig war, kehrte dann aber in sein Haus im Grunewald zurück.

Sein „Lehrbuch der speciellen Chirurgie", begonnen in seinen Rostocker Jahren wurde bis zu seinem Tode achtmal aufgelegt. Einflußreich war ferner sein „Lehrbuch der allgemeinen Chirurgie", erstmals 1883, und seine „Tuberculose der Knochen und Gelenke", 1884, zuletzt 1906. An größeren Handbüchern, wie der „Deutschen Chirurgie", arbeitete er ebenso mit wie in der Deutschen Gesellschaft für Chirurgie, deren Vorsitzender er 1893 war; bei der „Bibliotheca medica" sowie dem „Centralblatt für Chirurgie" und dem „Archiv für klinische Chirurgie" war er über lange Jahre Mitherausgeber.

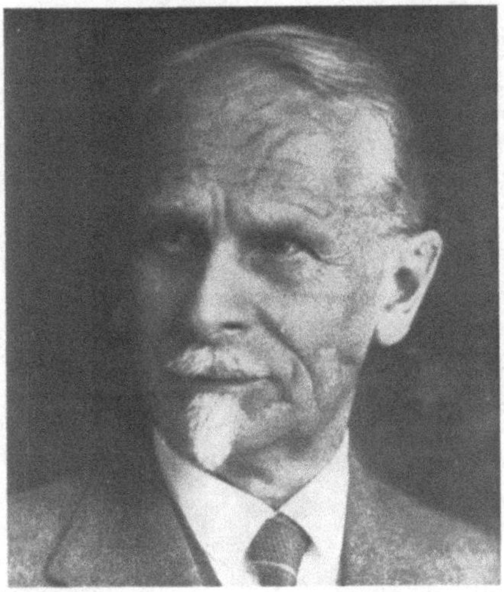

149. Porträt Fritz König (IGM)

150. Fritz König: Fortschritte in der Kriegs- und Friedenschirurgie, Marburg 1916 (IGM)

151. Feldhauptbesteck Nr. 1086 von 1914 (Deutsches Med.hist. Museum)

152. Die Sorge für die Verwundeten und Kranken im Felde einst und jetzt, Rede zur Feier seiner Majestät des Kaisers und Königs von Wilhelm von Waldeyer-Hartz, Berlin 1917 (Vaubel)

Fritz König 1866 - 1952

Fritz König wurde am 30. Mai 1866 zu Hanau am Main geboren, wo sein Vater Franz das örtliche Krankenhaus leitete. Er studierte in Marburg, Leipzig und Göttingen, wurde 1890 approbiert und promoviert. Zwei Jahre als Assistent am Pathologischen Institut in Göttingen unter Johann Orth schlossen sich an. Darauf folgte die eigentliche, für sein späteres Leben bestimmende Tätigkeit an der Universitätsklinik in Berlin unter von Bergmann. 1898 konnte er sich für Chirurgie habilitieren, wobei es ein glücklicher Zufall so fügte, daß sein Vater seit 1895 ebenfalls als Professor für Chirurgie Mitglied der Medizinischen Fakultät war. 1900 folgte er dem Ruf auf den Posten des Direktors der Chirurgischen Abteilung am Städtischen Krankenhaus Altona, der mit dem Titel eines Professors verbunden war. 1910 wurde er Universitätsprofessor und Klinikdirektor in Greifswald, ein Jahr später in Marburg, noch vor Kriegsende folgte er einem Ruf auf den chirurgischen Lehrstuhl in Würzburg, der mit der Leitung des Luitpoldkrankenhauses verbunden war. Am 16. August 1952 ist er in Würzburg gestorben.

Nach seiner Emeritierung im Jahre 1934 war Fritz König weiter aktiv: in der Deutschen Gesellschaft für Chirurgie, als Mitherausgeber der Deutschen Zeitschrift für Chirurgie, des Archivs für orthopädische und Unfallchirurgie und der Münchner medizinischen Wochenschrift. Mit Georg Magnus betreute er das Handbuch der gesamten Unfallheilkunde. Seine Arbeitsschwerpunkte lagen in der Knochen- und Gelenkchirurgie sowie der Kieferchirurgie und damit verbundenen plastischen Operationen; sein Buch „Krebsproblem und praktische Chirurgie" kam einem breiten Interesse entgegen.

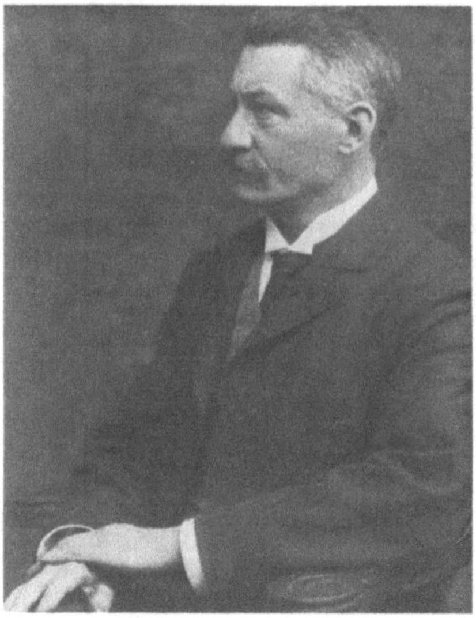

153. Porträt Werner Körte (IGM)

154. Werner Körte: Die chirurgischen Krankheiten und die Verletzungen des Pankreas, Stuttgart 1898 (IGM)

155. Werner Körte, Gemälde von Graf von Kalckreuth, 1913, Öl auf Leinwand (Berlin-Museum, Inv. Gem. 65/14)

156. Manuskript „Über die Versorgung unserer Verwundeten im Felde" (IGM)

157. Bilderchronik der medizinisch-polytechnischen Union GmbH 1896 - 1926 (IGM)

Werner Körte 1853 - 1937

Werner Körte wurde am 21. Oktober 1853 als Sohn des bekannten Arztes und Standespolitikers Friedrich Körte in Berlin geboren. 1870 bestand er das Abitur am Friedrichwerderschen Gymnasium und begann das Medizinstudium in Berlin. Seine Dissertation schrieb er in Straßburg, seine Laufbahn als Chirurg begann er als Assistent von Robert Wilms am Krankenhaus Bethanien. Obwohl er nach dessen Tod die Klinik kommissarisch leitete, wurde er nicht zum Nachfolger bestellt. Wilms soll kurz vor seinem Tode gesagt haben: „Für Körte sterbe ich zu früh."

So konnte er seine Laufbahn erst nach achtjähriger Unterbrechung fortsetzen, als er 1889 Direktor der Chirurgischen Abteilung des Krankenhauses am Urban wurde und dort 35 Jahre lang, bis 1924, tätig war. Einen Ruf nach Königsberg hatte er 1905 abgelehnt.

Körte ist am 3. Dezember 1937 gestorben. In seinen letzten Lebensjahren hatte seine politische Einstellung auch sein Äußeres beeinfluß. Dem von ihm verehrten Hindenburg glich er sich in Haar- und Barttracht mehr und mehr an.

Hauptarbeitsgebiete Körtes waren die Chirurgie des Pankreas, der Gallenwege und Leber und die des Peritoneums. Körtes Bedeutung für die Berliner und die deutsche Chirurgie spiegelt sich in einer Vielzahl von Berufungen und Ehrungen. So war er Schriftführer, Vorsitzender und Ehrenvorsitzender der Deutschen Gesellschaft für Chirurgie, Vorsitzender, Ehrenmitglied und Ehrenvorsitzender der Berliner Gesellschaft für Chirurgie, Mitglied in Gremien für die ärztliche Fortbildung und mit Orden und Ehrenzeichen überhäuft. Noch zu seinen Lebzeiten wurde eine Straße nach ihm benannt.

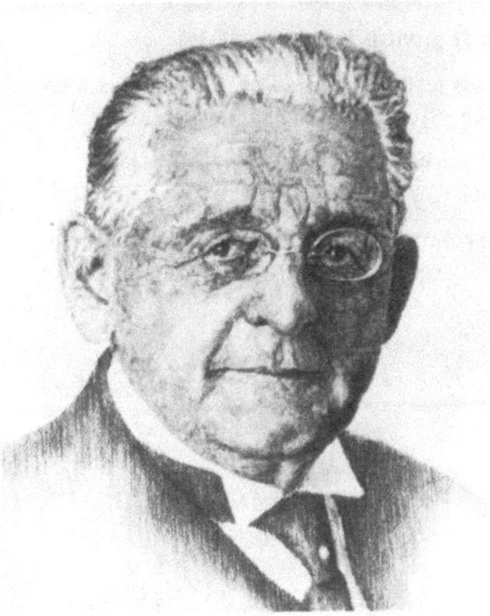

158. Porträt Fedor Krause (IGM)

159. Fedor Krause: Die Chirurgie des Gehirns und des Rückenmarks, Bd. 1, Berlin 1908 (IGM)

Fedor Krause 1857 - 1937

Am 10. März 1857 wurde Fedor Krause in Friedland, Schlesien, geboren. Sein Medizinstudium absolvierte er in Halle, Frankfurt am Main und Berlin, wo er auch 1879 promovierte. Seine weitere Ausbildung erhielt er an der Augenklinik von Julius Hirschberg, im Reichsgesundheitsamt unter Robert Koch, dem Senckenbergischen Institut in Frankfurt am Main unter Carl Weigert, bei Carl Friedländer und schließlich von 1883 bis 1889 als Assistent Volkmanns in Halle. 1887 habilitierte er sich für Chirurgie. Von 1892 bis 1900 arbeitete er als Oberarzt in der Chirurgischen Abteilung des Städtischen Krankenhauses in Altona. 1901 übernahm er in Berlin den Chefarztposten des Augusta-Hospitals; 1914 wurde er ordentlicher Honorarprofessor in der Medizinischen Fakultät der Universität Berlin.

Sein Spezialgebiet war die Knochen- und Gelenktuberkulose; größte Anerkennung wurde seinen Leistungen auf dem Gebiet der operativen Behandlung der Neuralgien der Gesichtsnerven und auf dem Sektor der Gehirn- und Rückenmarkschirurgie zuteil. Die von ihm angegebene Methode der Exstirpation des Ganglions Gasseri wird nach ihm als Krausesche Operation bezeichnet. Seine „Chirurgie des Gehirns und Rückenmarks" von 1911 wurde ins Englische und Französische übersetzt, sein „Lehrbuch der chirurgischen Operationen" ins Englische, Russische und Spanische.

Nach seiner Emeritierung widmete er sich in Rom vorrangig seinen künstlerischen Neigungen. Am 22. September 1937 starb er in Bad Gastein.

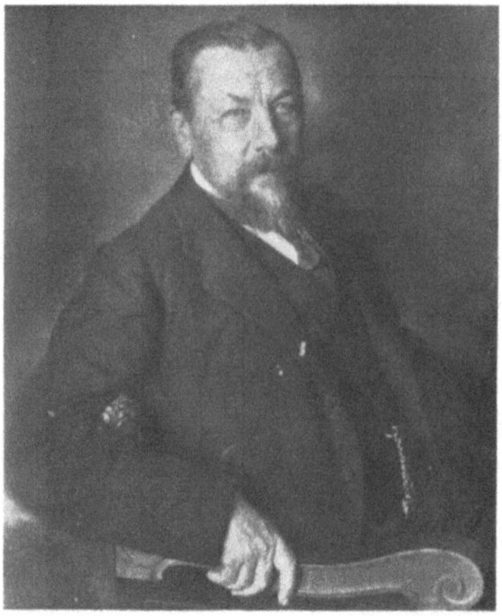

160. Porträt Rudolf Krönlein (IGM)

161. Rudolf Krönlein: Die Lehre von den Luxationen, Stuttgart 1882 (IGM)

162. Brief an Werner Körte vom 24. 3. 1905 (IGM)

163. Bilderchronik der medizinisch-polytechnischen Union GmbH 1896 - 1926 (IGM)

Rudolf Ulrich Krönlein 1847 - 1910

Am 19. Februar 1847 wurde Ulrich Krönlein als Sohn eines Gerbereibesitzers in Stein am Rhein geboren. 1866 ließ er sich in Zürich als Student der Medizin immatrikulieren. Gleich nach dem Staatsexamen 1870 kam es zu einem ersten Aufenthalt in Berlin, als er seinen Lehrer Eduard Rose nach Berlin begleitete, um im Barackenlazarett auf dem Tempelhofer Feld Kriegsverletzte zu behandeln. Im Wintersemester kehrte er aber mit Rose nach Zürich zurück und arbeitete bei ihm bis 1873 als Erster Assistent. 1872 veröffentlichte er seine Dissertation über offene Wundbehandlung, ein Verfahren, das später aber durch den überlegenen Listerschen antiseptischen Okklusivverband verdrängt wurde. 1874 konnte er auf Empfehlung Virchows und Horners wiederum in Berlin bei Bernhard von Langenbeck eine Assistentenstelle antreten, die er mit einer kurzen Unterbrechung bis zu seiner Berufung nach Zürich im Jahr 1881 behielt. Am 26. Oktober 1910 verstarb er in Zürich.

Während seiner Berliner Zeit machte er sich sehr verdient um die Lehre von den Hernien. In Zürich brachte ihm seine bahnbrechende Arbeit über Meningealblutungen bleibenden Ruhm ein. Von allergrößter Bedeutung waren seine Arbeiten über die Peritonitis, 1884 wagte er erstmalig die Appendektomie auf der Höhe einer Perforationsperitonitis. Lange vor der Entwicklung des Druckdifferenzverfahrens hat er einem 18jährigen Mädchen mit bleibendem Erfolg ein Lungensarkom exstirpiert. Von seinen vielfältigen Bereicherungen der operativen Technik seien hier nur noch die neue Methode zur Trigeminusresektion erwähnt und seine osteoplastische Operation zur Entfernung retrobulbärer Tumoren mit Erhaltung des Bulbus.

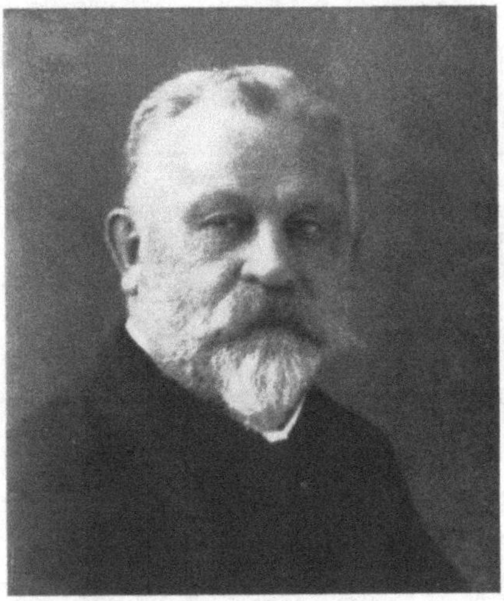

164. Porträt Ernst Küster (IGM)

165. Ernst Küster: Geschichte des Augusta-Hospitals, Berlin 1911 (IGM)

166. Operationssaal ca. 1910 (IGM)

Ernst Küster 1839 - 1930

Ernst Georg Ferdinand Küster wurde am 2. November 1839 als Sohn eines Kalkbrenners und Gutsbesitzers in Kalkofen auf der Insel Wollin/Pommern geboren. Von 1859 bis 1863 studierte er in Bern, Würzburg und Berlin. In den folgenden Jahren war er Assistenzarzt im Berliner Hedwigkrankenhaus, Leibarzt bei Alfred Krupp, nahm an verschiedenen preußischen Feldzügen teil und erlebte die Kaiserproklamation in Versailles. 1871 wurde ihm die Leitung des Barackenlazaretts im Berliner Invalidenpark, des späteren Kaiserin-Augusta-Hospitals übertragen. Hier führte er als Direktor der Chirurgischen Abteilung die Antisepsis ein. 1875 habilitierte sich Küster an der Berliner Universität und erhielt 1878 ein Extraordinariat. Nach dem Tod der Kaiserin Augusta, die ihn in Berlin zu halten wünschte, nahm er 1890 einen Ruf auf den Chirurgischen Lehrstuhl in Marburg an und betrieb dort den Neubau der Chirurgischen Klinik. Nach seiner Emeritierung 1907 kehrte er nach Berlin zurück. Sein bedeutendstes Werk war „Die Chirurgie der Nieren, der Harnleiter und der Nebennieren", 2 Bde., Berlin 1896/1902. Er war 1879 Mitbegründer der Deutschen Gesellschaft für Chirurgie, war 1903 ihr Vorsitzender und wurde 1922 zum Ehrenmitglied ernannt. Küster starb am 17. April 1930 in Berlin-Charlottenburg.

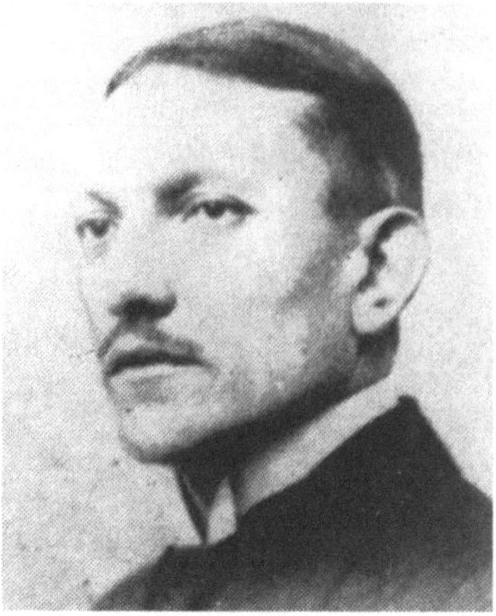

167. Porträt Felix Landois (IGM)

168. Felix Landois und H. Küttner: Die Chirurgie der quergestreiften Muskulatur, Stuttgart 1913 (IGM)

169. Anatomie Ende 19. Jahrhundert, handgeschriebener Textband und handgezeichneter und -kolorierter Bildband von G. Nilson (Vaubel)

Felix Landois 1879 - 1945

Felix Landois ist am 9. November 1879 als Sohn des Physiologen Leonhard Landois in Greifswald geboren, wo er auch das Gymnasium besuchte, sein Medizinstudium absolvierte und 1905 zum Doktor der Medizin promoviert wurde. Danach war er Assistent an den Instituten für Pathologie in Tübingen und in seiner Heimatstadt, ehe er sich 1908 der Chirurgie zuwandte und in Breslau Assistent bei Küttner an der Universitätsklinik wurde. Nachdem er sich 1913 habilitiert hatte, war er 1914 als Austauschdozent an der Johns-Hopkins-University in Baltimore bei W. St. Halsted. Während des Ersten Weltkrieges war er als Stabsarzt in verschiedenen Feldlazaretten tätig. 1918 erfolgte seine Ernennung zum Professor, 1920 wurde ihm die Leitung der Chirurgischen Abteilung des Elisabeth-Krankenhauses in Berlin übertragen. Am 1. Mai 1945 ist er in Berlin gestorben.

Das chirurgische Werk von Felix Landois gruppiert sich vornehmlich um zwei Themen, um die Chirurgie der quergestreiften Muskulatur und um die Chirurgie der Pleura. Mit einer experimentellen Arbeit zum ersten Thema hatte er sich habilitiert und zusammen mit Küttner grundlegende Arbeiten publiziert, mit dem zweiten Thema beschäftigte er sich vor allem in seiner Berliner Zeit.

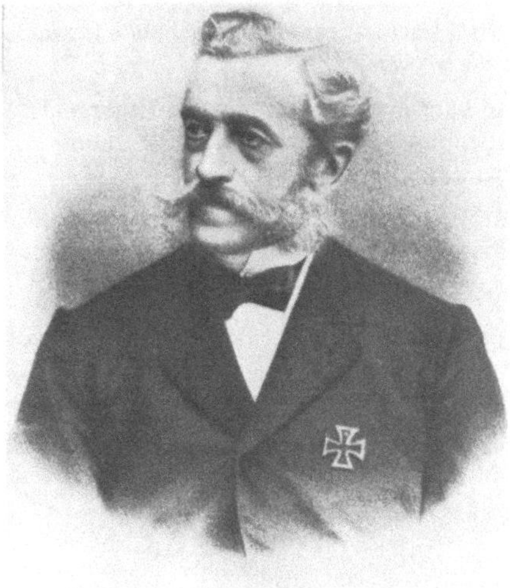

170. Porträt Bernhard von Langenbeck (IGM)

171. Bernhard v. Langenbeck: Vorlesungen über Akirurgie, Berlin 1888 (IGM)

172. Kriegschirurgisches Taschenbesteck Bernhard v. Langenbecks (IGM)

173. Taschenbesteck Bernhard v. Langenbecks in besticktem Lederetui (Deutsches Med.hist. Museum)

174. Widmungsexemplar der Chirurgie von Sir Astley Cooper an seinen Freund Bernhard v. Langenbeck, 1837 (Vaubel)

Bernhard von Langenbeck 1810 - 1887

Fast ist es vermessen, auf wenigen Zeilen Bernhard von Langenbeck zu würdigen.

13 Jahre lang (1872 - 1885) war er als einer der Mitgründer der Präsident der Deutschen Gesellschaft für Chirurgie und wurde ein Jahr später zum Ehrenpräsidenten gewählt. Man ehrte ihn damit als bedeutendsten Lehrer der Chirurgie im deutschsprachigen Raum.

Der 1864 als Generalarzt in den Adelsstand erhobene Bernhard Langenbeck wurde am 8. November 1810 in Padingbüttel (Hannover) geboren. Er studierte und promovierte in Göttingen. Als 26jähriger besuchte er bekannte Kliniken in Europa. Eine persönliche Freundschaft mit Sir Astley Cooper war sicher mitbestimmend für seine Berufswahl. Er habilitierte sich 1838 zwar für Physiologie und pathologische Anatomie in Göttingen, erhielt aber bereits 1842 als ordentlicher Professor der Chirurgie einen Ruf nach Kiel (Friedrich-Hospital). 1847 konnte er die Nachfolge Dieffenbachs in Berlin im Klinischen Institut für Chirurgie und Augenheilkunde antreten.

Seine größten Leistungen lagen auf dem Gebiet der Kriegschirurgie, der Orthopädie und vor allen Dingen der plastischen Chirurgie. Die von ihm gegründeten „Verhandlungen der Deutschen Gesellschaft für Chirurgie" wurden von ihm bis zu seinem Tode 1887 geleitet.

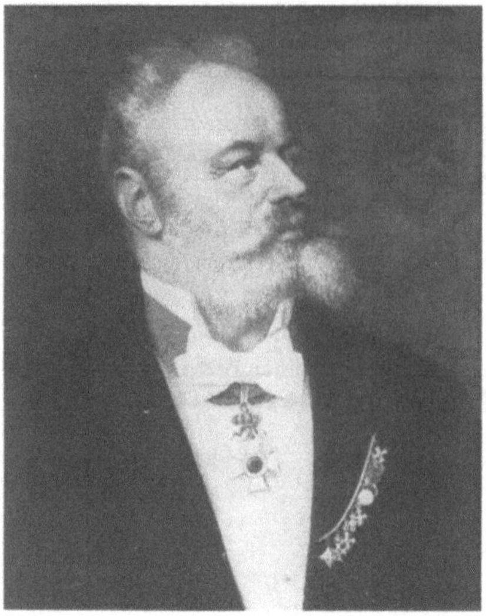

175. Porträt Carl Langenbuch, Ölgemälde (Lazarus-Krankenhaus)

176. Carl Langenbuch: Chirurgie der Leber und Gallenblase, Stuttgart 1894 mit Widmung an Theodor v. Jürgensen (Kment)

Carl Langenbuch 1846 - 1901

Der Begründer der modernen Chirurgie des Gallensystems Carl Langenbuch wurde am 20. August 1946 in Kiel geboren. Dort studierte und promovierte er. Nach dem Kriege trat er als Assistent in das Diakonissenhaus Bethanien zu Berlin ein. Von 1873 bis zu seinem am 9. Juni 1901 in Berlin erfolgten Tode war er Leiter des Lazarus-Krankenhauses.

Er führte das Prinzip therapeutischer Dehnungen am Mark und den großen Nervenstämmen bei Tabes und bei anderen Rückenmarkskrankheiten ein. Sein Hauptverdienst liegt jedoch auf dem Gebiet der Gallenblasen- und Leberchirurgie. Am 15. Juli 1882 führte Langenbuch bei einem Patienten mit Gallensteinleiden erstmals die Cholecystektomie durch. Der 43jährige Patient wurde nach 12 Tagen als geheilt entlassen. Im Januar 1887 entfernte er zum ersten Mal ein 370 g schweres Leberstück, das er als durch Korsettgebrauch abgeschnürtes Teil beschrieb.

1894 und 1897 erschienen aus seiner Feder der erste und zweite Band seiner Chirurgie der Leber und Gallenblase.

Durch diese Erfolge, auch durch seine Anwendung des von Robert Koch angegebenen Heilverfahrens bei tuberkulösen Lungenleiden an kranken Menschen, verbreitete er den Ruf des Lazarus-Krankenhauses, mit dem sein Schaffen eng verbunden war, weit über Berlin hinaus. Bald nach seinem 25jährigen Jubiläum als Chefarzt dieses Krankenhauses verstarb Langenbuch im 56. Lebensjahr.

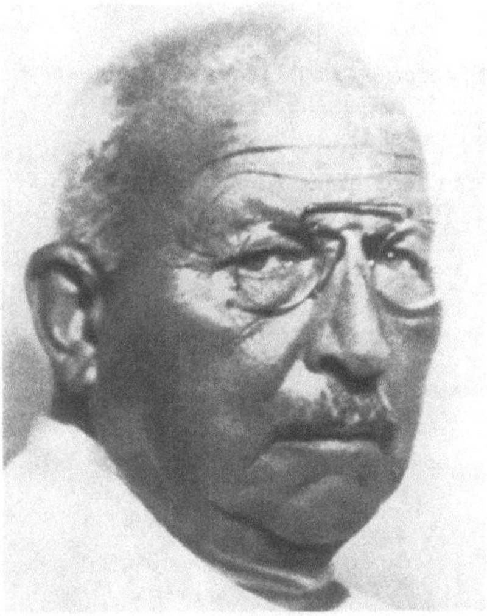

177. Porträt Erich Lexer (IGM)

178. Erich Lexer: Wiederherstellungschirurgie, Leipzig 1920 (IGM)

179. Brief an Max Lange vom 24. 11. 1930 (Vaubel)

180. Kohlezeichnung Ernst v. Bergmann von Erich Lexer, aus Hans May: Erich Lexer, Stuttgart 1967, S. 9

Erich Lexer 1867 - 1937

Erich Lexer, der am 22. Mai 1867 in Freiburg im Breisgau geboren wurde, war außerordentlich künstlerisch begabt, was ihm später für seine Tätigkeit in der plastischen Chirurgie zugute kommen sollte. Schon mit 9 Jahren lernte er bei einem Bildhauer zeichnen, malen und modellieren. Nach seinem Studium der Medizin in Würzburg und seiner Promotion 1889 wurde er zunächst Assistent am Anatomischen Institut in Göttingen unter Merkel. Ab 1892 war er Schüler von Bergmanns in Berlin, bei dem er sich 1898 habilitieren konnte. 1902 wurde er außerordentlicher Professor und 1904 leitete er für ein Jahr die Chirurgische Klinik, bis er 1905 einem Ruf nach Königsberg folgte. 1910 kam er dann nach Jena, 1919 nach Freiburg und 1929 übernahm er als Nachfolger Sauerbruchs das Ordinariat in München bis zum Jahr 1936.

Sein wissenschaftlicher Weg begann mit dem bakteriologischen und histologischen Studium der Osteomyelitis, das ihn folgerichtig zur Darstellung der Knochengefäße führte, durch die er schon als junger Chirurg bekannt wurde. 1897 erschien seine erste große Arbeit über Ätiologie und die Mikroorganismen der Osteomyelitis. Er war ein ausgesprochen schöpferischer Geist und publizierte über 150 einzelne Arbeiten. Größte Meisterschaft entwickelte er auf dem Gebiet der plastischen Chirurgie, als deren Hauptvertreter er galt. Durch die freie Transplantation von Gefäßen entwickelte er eine moderne Technik der Operation größerer Aneurysmen. Darüber hinaus beschäftigte er sich intensiv mit der Therapie der Gaumenspalte. Sein berühmtes, 1903 entstandenes, „Lehrbuch der Allgemeinen Chirurgie" erlebte 26 Auflagen und wurde nach seinem Tode von Eduard Rehn übernommen. Zahlreichen chirurgischen und anderen medizinischen Handbüchern lieferte er wichtige Beiträge.

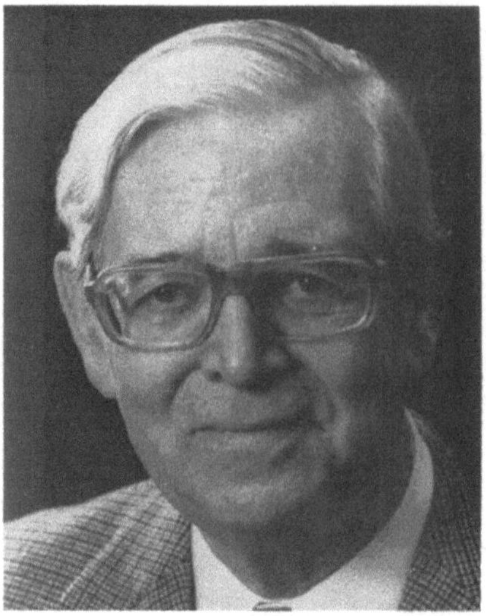

181. Porträt Fritz Linder (privat)

182. Fritz Linder: Aktuelle Probleme aus dem Gebiet der Kanzerologie, Berlin, Heidelberg 1966 (Westend)

183. Kladden der Prüfungen bei Fritz Linder 1951 - 1956 (IGM)

Fritz Linder * 1912

Die besondere Leistung Fritz Linders ist der Aufbau eines operativen Herz- und Gefäßzentrums im Klinikum Westend der Freien Universität Berlin nach den schweren Zerstörungen des letzten Krieges.

Er wurde am 3. Januar 1912 in Breslau geboren, studierte in der Zeit von 1930 bis 1935 in Freiburg, Breslau und Bristol und begann seine klinische Tätigkeit zunächst im Pathologisch-Anatomischen Institut Breslau (Staemmler) und bis 1938 dann an der Medizinischen Universitätsklinik Frankfurt (Volhard). Seinem chirurgischen Lehrer Bauer folgte er von Breslau 1945 nach Heidelberg, konnte sich hier drei Jahre später habilitieren und erhielt 1951 den Ruf auf den Lehrstuhl für Chirurgie der Freien Universität Berlin (Klinikum Westend). Seine zahlreichen Kontakte mit angloamerikanischen Zentren (1953 Gastprofessur in Los Angeles) ermöglichten es ihm sehr rasch, den kriegsbedingten Rückstand in der Herzchirurgie aufzuholen. 1957 führte er die erste Operation am offenen Herzen in Unterkühlung und im nächsten Jahr bereits unter Anwendung der Herz-Lungen-Maschine durch.

1962 verließ er Berlin und war bis 1981 Direktor der Chirurgischen Universitätsklinik in Heidelberg. 1972 leitete er als Präsident die Deutsche Gesellschaft für Chirurgie.

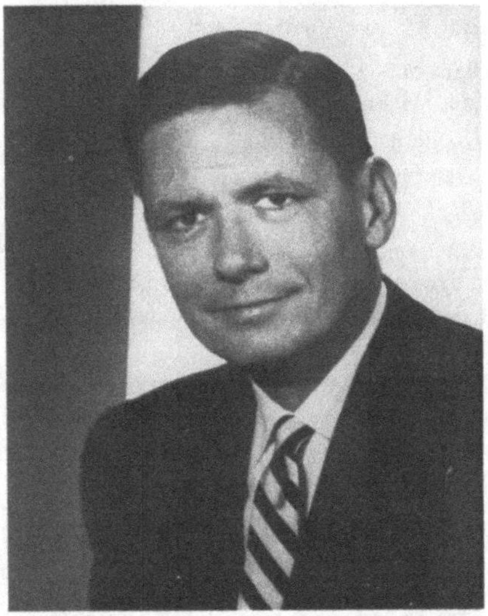

184. Porträt William P. Longmire (Linder)

185. William P. Longmire (Hrsg.): Manual of Liver Surgery, Berlin 1981 (Westend)

186. Dünndarminterposition bei Gastrektomie nach Longmire

187. Überreichung der Urkunde der Honorarprofessur durch Langer 1956 (Rücker)

188. Schreiben des Senators für Volksbildung vom 24. 1. 1956 (Klinikum Steglitz)

William P. Longmire * 1913

Als 1950 eine Gruppe von amerikanischen Ärzten nach Deutschland kam und die Universitäten Marburg, Frankfurt und Berlin besuchte, war darunter auch William P. Longmire. Ziel dieses Besuches war es, die Fortschritte auf dem Gebiet der Herzchirurgie in ein Land zu bringen, das nach Longmires Worten „der Chirurgie während der letzten 100 Jahre in der ganzen Welt sehr viel gegeben hat". Von 1952 bis 1954 übernahm Longmire eine Gastprofessur an der Freien Universität und half tatkräftig, ein sich in der Chirurgischen Klinik im Krankenhaus Westend bildendes Herzzentrum planmäßig auszubauen. Eine Vielzahl an Eingriffen hat er selbst durchgeführt, bei anderen assistiert. Nach seiner Rückkehr nach Kalifornien ermöglichte Longmire einen regen Dozenten- und Assistentenaustausch zwischen Deutschland und den USA. 1956 ernannte ihn die Freie Universität zum Honorarprofessor. 1968 propagierte Longmire einen sehr erfolgreichen gemeinsamen Kongreß des American College of Surgeons und der Deutschen Gesellschaft für Chirurgie, deren korrespondierendes Mitglied er seit vielen Jahren ist.

Nicht nur in der Herzchirurgie hat Longmire bedeutendes geleistet, 2 gastrointestinale Operationen tragen seinen Namen.

Longmire, dessen Vorfahren aus Westfalen stammen, wurde am 14. September 1913 in Sapulpa/Oklahoma geboren, erwarb seinen M. D. 1938 an der Johns Hopkins Medical School und war danach dort und an der University of California tätig. Er ist mehrfacher Ehrendoktor und Ehrenmitglied vieler wissenschaftlicher Gesellschaften.

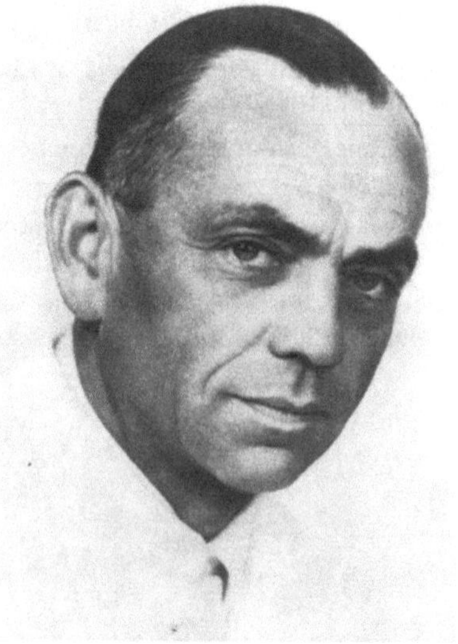

189. Porträt Richard Maatz (Specht)

190. Richard Maatz und Gerhard Küntscher: Technik der Marknagelung, Stuttgart 1945 (IGM)

191. Holzmodell aus der Werkstatt von R. Maatz zur Demonstration der Funktion des Spreiznagels (Maatz)

192. Handzeichnung von R. Maatz zur Entwicklung der Behandlung von Humerusfrakturen mit verschiedenen Marknagelmodellen (Maatz)

193. Röntgenbild einer Kniegelenkarthrodese mit Hilfe eines Federsystems (Axiale Kompression) (Maatz)

Richard Maatz * 1905

Eine der zahlreichen Entwicklungen von Richard Maatz trägt heute den Namen seiner Geburtsstadt (Kieler Span). Hier wurde er am 19. August 1905 geboren. Seine spätere wissenschaftliche Tätigkeit ist sicher geprägt worden von dem Entschluß, seine Ausbildung zunächst mit dem Studium des Ingenieurwesens zu beginnen, ehe er zur Medizin überwechselte.

Er begann 1933 seine Ausbildung zum Chirurgen in Kiel bei Anschütz, A. W. Fischer und später bei Wanke. Hier bearbeitete er zusammen mit Küntscher die biomechanischen Grundlagen der Marknagelung. In den Kriegsjahren war Maatz als Chirurg auf den Lazarettschiffen „Berlin" und „Odyssee" tätig und konnte hier klinische Erfahrungen mit seinen Methoden der operativen Knochenbruchbehandlung sammeln. Die Behandlung einer Humerusfraktur durch die Kombination von Nagel- und Federzug (Prinzip der axialen Kompression) stellte er 1946 in Büren vor, ein Vortrag, der damals noch auf heftige Ablehnung stieß. 1956 übernahm er die Leitung der Chirurgischen Klinik des Städtischen Auguste-Victoria-Krankenhauses Berlin-Schöneberg bis zum Jahre 1971.

Mit zahlreichen technischen Entwicklungen (Spreiznagel, Sägenagel etc.) leistete er einen wesentlichen Beitrag zur operativen Frakturen-Behandlung. Maatz ist Mitbegründer des Küntscher-Kreises. Seine Verdienste wurden durch die Ehrenmitgliedschaft verschiedener chirurgischer Gesellschaften gewürdigt.

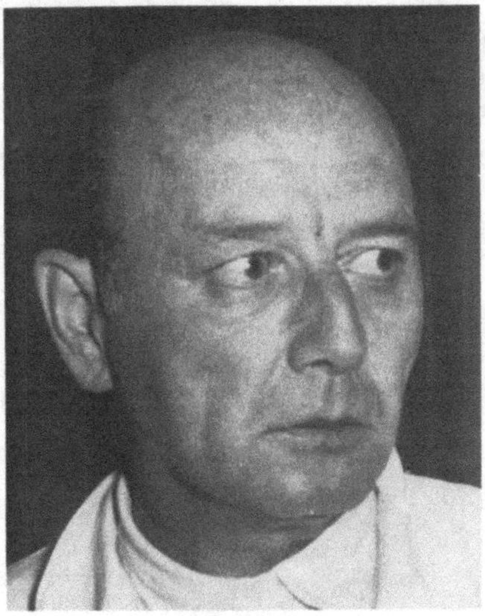

194. Porträt Max Madlener (Ullstein)

195. Krankenblatt Ferdinand Sauerbruchs aus dem Urban-Krankenhaus (Bolk)

Max Madlener * 1898

Max Madlener, Neffe des gleichnamigen Chirurgen, wurde am 13. November 1898 in Kempten/Allgäu geboren. Sein Studium absolvierte er in München, wo er auch 1924 promoviert wurde. Nach seiner Assistentenzeit an der Chirurgischen Klinik der Universität Köln wurde er 1930 Assistent und Oberarzt an der Chirurgischen Klinik der Medizinischen Akademie in Düsseldorf. Mit einer Arbeit über Leberstörungen nach Gallenoperationen habilitierte er sich. Von 1943 bis 1945 war er Leiter der Chirurgischen Klinik in Düsseldorf. Außerdem fungierte er bis 1944 als beratender Chirurg der 17. deutschen Armee. Seine Nachkriegstätigkeit als Landarzt in einem Dorf in Norddeutschland wurde beendet, als ihn 1947 der erste Ruf Sauerbruchs erreichte, als Oberarzt an der Charité zu arbeiten. Die nicht ganz leichte Zusammenarbeit mit dem aufgrund einer fortschreitenden Cerebralsklerose nur noch teilbelastbaren Sauerbruch dauerte bis zum Rücktritt Sauerbruchs im Dezember 1949. Danach übernahm Madlener für kurze Zeit die kommissarische Leitung der Chirurgischen Klinik der Charité. Am 1. Mai 1950 wechselte er ins Urban-Krankenhaus über, wo er bis zu seinem 66. Lebensjahr als Chefarzt der Chirurgie und Ärztlicher Direktor wirkte. Kurz vor Sauerbruchs Tod nahm er diesen noch für die letzten Tage in seine Klinik auf. In der siebenten Auflage der Chirurgischen Operationslehre von Fischer-Gohrbandt-Sauerbruch bearbeitete er die Kapitel über Wundheilung und Wundbehandlung sowie die Chirurgie der Schilddrüse, Epithelkörperchen und der Thymusdrüse.

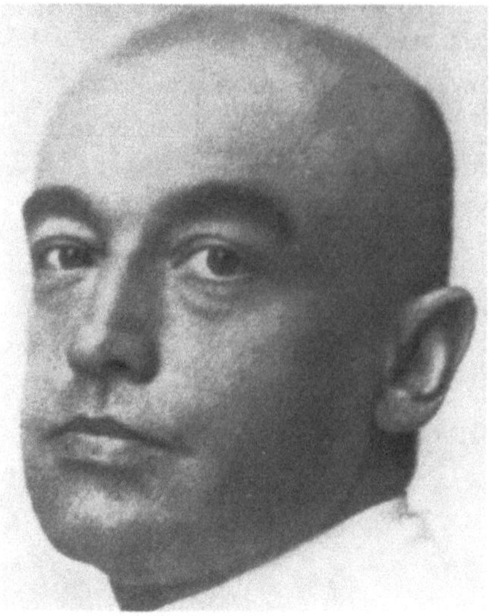

196. Porträt Georg Magnus (IGM)

197. Georg Magnus: Frakturen und Luxationen, Berlin 1939 (IGM)

198. Implantate aus Elfenbein und Tierknochen zur operativen Behandlung von Frakturen, Anfang 20. Jahrhundert (Vaubel)

Georg Magnus 1883 - 1942

Georg Magnus ist am 28. Juli 1883 in Berlin geboren, studierte dort, in Kiel, München und Greifswald, wo er 1908 promovierte. Nach kurzer Ausbildung auf der Inneren Abteilung am Görlitzer Krankenhaus, auf der gynäkologischen Abteilung des Carolahauses in Dresden und am Institut für pathologische Anatomie der Universität Halle kam er 1911 nach Marburg an die Chirurgische Universitätsklinik. Hier waren Friedrich und dessen Nachfolger Fritz König seine Lehrer. Schon 1913 konnte er sich für Chirurgie und orthopädische Chirurgie habilitieren und wurde 1918 zum außerordentlichen Professor ernannt. 1920 ging er mit N. Guleke nach Jena und nahm dort, wie schon in Marburg, einen Lehrauftrag für Orthopädie wahr. 1925 wurde er zum Chefarzt der Chirurgischen Abteilung am Krankenhaus Bergmannsheil in Bochum berufen. Als 1933 die Schließung der Universitätsklinik Berlin in der Ziegelstraße rückgängig gemacht wurde, nahm er den Ruf dorthin als Nachfolger von August Bier an, blieb jedoch nur drei Jahre, um 1936 die Nachfolge von Lexer in München anzutreten. Dort ist er am 22. Dezember 1942 gestorben.

Wissenschaftliche Arbeiten hat er vor allem über Knochen- und Gelenkchirurgie, über Unfallchirurgie und über Wundheilung vorgelegt.

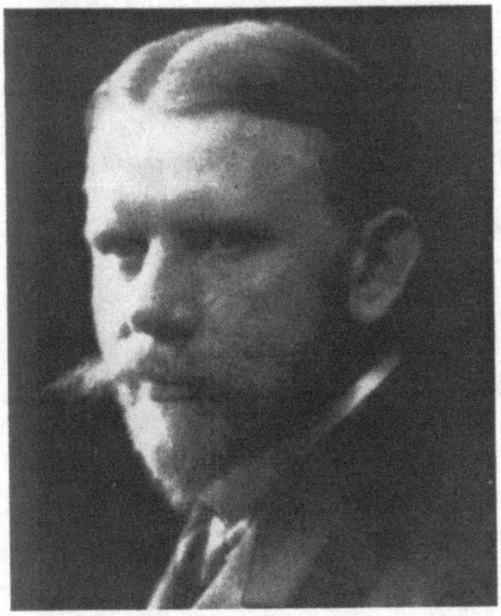

199. Porträt Max Martens (IGM)

200. Max Martens: Verletzungen und Verengungen der Harnröhre, Berlin 1902 (IGM)

201. Fistelspreizzange Anfang 20. Jahrhundert (Deutsches Med.hist. Museum)

Max Martens 1869 - 1932

Max Martens ist am 7. März 1869 in Christinenhof bei Malchin geboren. Er studierte und promovierte 1891 in Berlin. Da er Zögling der Pépinière war, wurde er zunächst an die Charité abgeordnet, wo er 1893 Assistenzarzt wurde.

Der rote Martens, wie er wegen seines leuchtend roten Haupt- und Barthaares bei den Studenten hieß, war eine Kraftnatur, seinem Lehrer König gleich, polternd und laut, schon als Assistent ein glänzender Chirurg.

Nach einem kurzen Aufenthalt in Göttingen kehrte er 1897 an die Charité zurück, konnte sich 1901 habilitieren und wurde 1903 mit der Leitung der Chirurgischen Abteilung des Krankenhauses Bethanien betraut. 1904 wurde ihm die Würde eines Titularprofessors verliehen, 1920 schließlich wurde er Extraordinarius. Den Ersten Weltkrieg machte er als beratender Chirurg und Generaloberarzt im Felde mit. Am 23. März 1932 ist er in Potsdam gestorben.

Martens' wissenschaftliches Werk zeichnet sich durch Breite und Vielfalt aus. Er publizierte über die chirurgische Behandlung maligner Tumoren, über Bauchchirurgie, Nierenchirurgie, die Behandlung der Harnröhrenverletzungen und -verengungen und über die Einrichtung moderner Operationsräume. Ein besonderer Schwerpunkt seiner Arbeit blieb jedoch die Militärchirurgie. So wurde er auch als Nachfolger seines Lehrers von Coler Vorsitzender der militärärztlichen Gesellschaft.

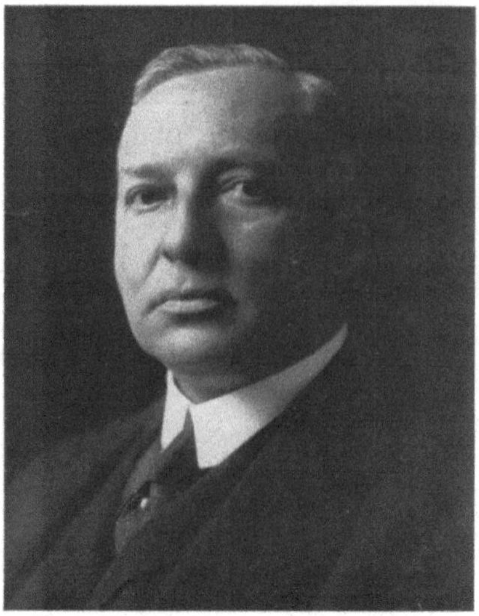

202. Porträt Richard Mühsam (Ullstein)

203. Richard Mühsam und H. Hirschfeld: Chirurgie der Milz, Stuttgart 1930 (IGM)

204. Morgenappell, Karikatur aus einer zur Feier des 25jährigen Jubiläums des RVK herausgegebenen Bierzeitung (IGM)

Richard Mühsam 1872 - 1939

Der technisch gewandte Operateur und begabte Diagnostiker Richard Mühsam wurde am 10. März 1872 in Berlin geboren. Er studierte in Würzburg und in Berlin; dort promovierte er 1893. Als Assistenzarzt war Mühsam kurze Zeit am Senckenbergischen Institut in Frankfurt am Main beschäftigt, bevor er erst als Assistenz- später als Oberarzt und in der Zeit von 1908 bis 1919 als Leiter der II. Chirurgischen Abteilung im Städtischen Krankenhaus Moabit wirkte. 1918 wurde ihm der Titel Professor verliehen. Zunächst wurde er Nachfolger von Borchardt als dirigierender Arzt der II. Chirurgischen Abteilung im Rudolf-Virchow-Krankenhaus zu Berlin, dann übernahm Mühsam im Oktober 1920 die Position des Ärztlichen Direktors, die Hermes aus Krankheitsgründen aufgeben mußte. Im Zuge der Veränderungen von 1933, die das Rudolf-Virchow-Krankenhaus in personeller Hinsicht besonders gravierend betrafen, mußte Mühsam aus der Stellung des Chefarztes der I. Chirurgischen Abteilung und gleichzeitig aus der des Ärztlichen Direktors und damit aus dem Rudolf-Virchow-Krankenhaus ausscheiden. Er ist 1939 gestorben.

Als Schüler von Sonnenburg galt Mühsams besonderes Interesse den bauchchirurgischen Problemen. Insbesondere beschäftigte er sich mit Indikationsstellungen und Operationstechniken in der Appendix- und Milzchirurgie, der Sexualchirurgie, der Unfallchirurgie und in der Lungen- und Hirnchirurgie.

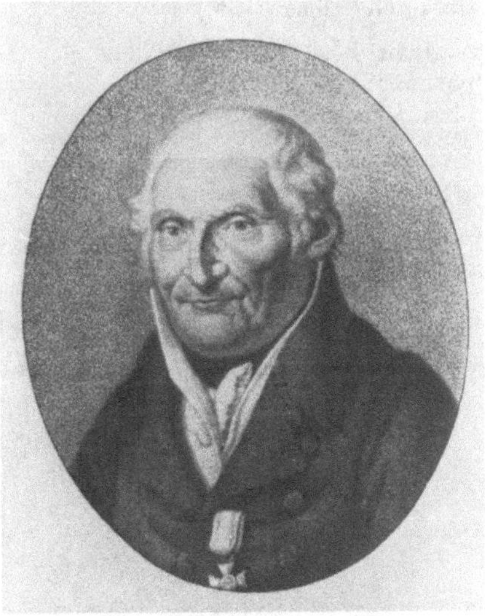

205. Porträt Christian Ludwig Mursinna, Stahlstich (IGM)

206. Neues Journal für die Chirurgie, Arzneikunst und Geburtshülfe, Bd. 1, Berlin 1803 (IGM)

207. Apothekengefäß mit weichgeklopftem Baumschwamm zur Blutstillung aus Berlins ältester Apotheke „Zum schwarzen Adler", KPM 1. Hälfte 19. Jahrhundert (Vaubel)

Christian Ludwig Mursinna 1744 - 1823

Christian Ludwig Mursinna bietet das klassische Beispiel dafür, daß ein Chirurg aus kleinsten Verhältnissen in der zweiten Hälfte des 18. Jahrhunderts zu höchsten Positionen aufsteigen konnte. Mursinna, Sohn eines Tuchmachers aus Stolp in Hinterpommern, geboren am 17. Dezember 1744, mußte selbst die Lehre als Chirurg seinem Vater abtrotzen. Nach Abschluß der Lehre trat er in den Dienst der preußischen Armee und wurde zum Lazareth-Chirurgen ernannt. 1761 kam er zum ersten Mal nach Berlin, wurde aber erst 1772 zum Pensionärschirurgen ernannt. 1786 erfolgte seine Ernennung zum dritten Generalchirurgen und zum ersten Professor der Chirurgie am medizinisch-chirurgischen Kollegium und damit zugleich zum Professor an der Charité. 1798 wurde er von der medizinischen Akademie in Jena zum Doktor ernannt, konnte 1806 sein organisatorisches Talent in der Errichtung von Lazaretten zeigen. Auch nachdem er als Generalchirurg seinen Abschied nahm, blieb er als dirigierender Arzt in der Charité, wo er 1811 mit vielen Ehrungen sein 50jähriges Dienstjubiläum feiern konnte. Er starb am 18. Mai 1823 in Berlin.

Mursinnas Publikationen beschäftigen sich nicht nur mit chirurgischen Fragen, auch Themen der inneren Medizin hat er bearbeitet. Seine „medizinisch-chirurgischen Beobachtungen" weisen ihn als einen umsichtigen Arzt aus, der im späteren Lebensabschnitt stark von der Aufklärung beeinflußt war, was sich auch in der Erfindung seiner „philosophischen Verbände" dokumentiert.

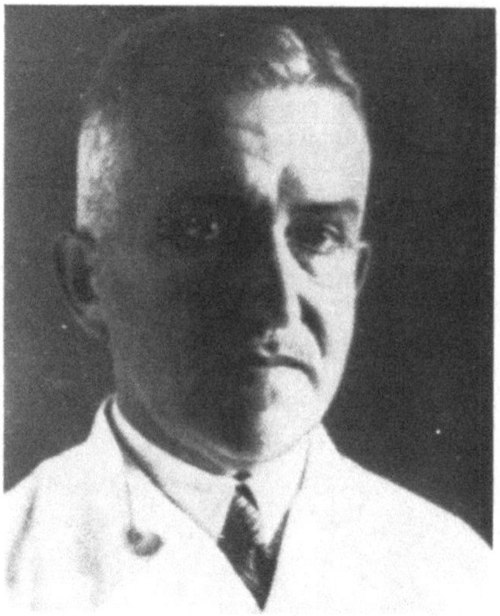

208. Porträt Erich Neupert (IGM)

209. Chirurgisches Besteck der ersten deutschen Südpolarexpedition, 1902/03 (Deutsches Med.hist. Museum)

Erich Neupert 1873 - 1945

Erich Neupert, Schüler und Nachfolger von Bessel-Hagen im Krankenhaus Westend, wurde am 12. November 1873 in Spandau geboren. Nach seiner Approbation und Promotion 1897 war er Assistent in Potsdam bei La Pierre, ab 1899 bei Bessel-Hagen im alten Städtischen Krankenhaus Charlottenburg in der Kirchstraße. Nach dem Umzug in das neue Haus am Spandauer Berg wurde er Oberarzt und später Leiter der 2. Chirurgischen Abteilung. Während des Ersten Weltkrieges vertrat er Bessel-Hagen auch in der Direktion der 1. Chirurgischen Klinik. In dieser Zeit wurde ein Großteil des Krankenhauses als Lazarett benutzt, zusätzlich mußten von den Chirurgen auch die Reservelazarette Charlottenburgs versorgt werden. Neupert hat sich gerade in dieser Zeit besondere Verdienste erworben. 1922 übernahm er die ärztliche Direktion des Hauses. Zum Ende des Jahres 1938 schied er aus dem Krankenhaus aus. Bis dahin war er auch Dozent an der staatsmedizinischen Akademie gewesen. Am 1. Februar 1945 ist er in Fritschendorf/Oder gestorben.

Während seiner fast 35jährigen Tätigkeit im Krankenhaus Westend hat Erich Neupert nur relativ wenige Aufsätze für Fachzeitschriften verfaßt, häufig hingegen in der Berliner Chirurgischen Gesellschaft gesprochen und Fälle demonstriert. Nur ein umfangreicher Beitrag stammt aus seiner Feder, die 1925 erschienene Monographie über die chirurgischen Erkrankungen der Lymphdrüsen in der von Kirschner und Nordmann herausgegebenen „Chirurgie".

Neupert war einer der letzten „Universalchirurgen", ein bedeutender Arzt und vorbildlicher Mensch.

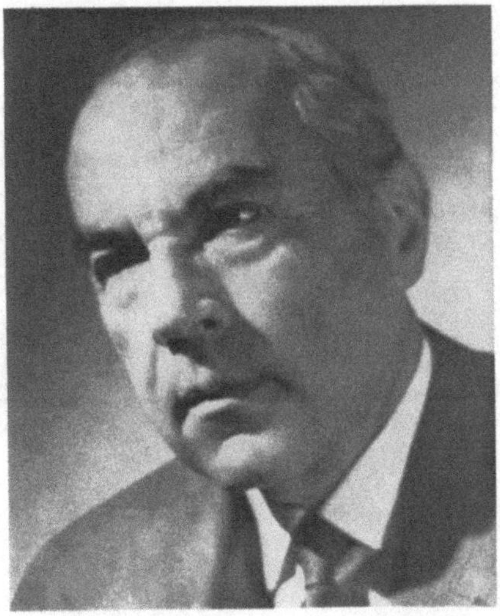

210. Porträt Rudolf Nissen (IGM)

211. Rudolf Nissen: Zeitloses und Zeitgebundenes in der Chirurgie, Stuttgart 1953 (IGM)

212. Rudolf Nissen: Helle Blätter, dunkle Blätter, Stuttgart 1969 (IGM)

Rudolf Nissen 1896 - 1981

In seinem Nachruf hieß es in der Baseler Zeitung im Januar 1981: „Rudolf Nissens Rückkehr nach Europa wurde für unser Bürgerspital, wie für die ganze schweizerische und kontinentale Chirurgie zum segensreichen Glücksfall", eine außerordentliche, aber verdiente Ehrung eines deutschen Chirurgen in der Schweiz.

Rudolf Nissen wurde am 9. September 1896 in Neiße als Sohn eines Arztes geboren. Nach Studium in Breslau, Marburg, München und Freiburg begann er seine Ausbildung zunächst am Pathologischen Institut unter Aschoff (Freiburg). Entscheidende Bedeutung aber hatte für ihn 1921 der Eintritt in die Münchener Klinik Ferdinand Sauerbruchs. 1927 folgte er ihm an die Charité von Berlin und hatte maßgebenden Anteil an der Entwicklung der Thoraxchirurgie. Ein Jahr nach Ernennung zum Extraordinarius gelang ihm die erste Pneumonektomie. Die politischen Umwälzungen 1933 bewogen ihn jedoch, seine aussichtsreiche Stellung aufzugeben. Er übernahm den Lehrstuhl für Chirurgie an der Universität Istanbul für 6 Jahre. Durch den Ausbruch des Krieges als Gastdozent in den USA an der Rückkehr in die Türkei gehindert, war er in Boston und New York tätig. 1951 erhielt er den Ruf an die Universität Basel. Als Operateur vereinigte er den Erfahrungsschatz des klassischen Vorkriegseuropas mit den Kenntnissen über neue wissenschaftliche Entwicklungen in den USA. Vor allem die Thorax-, Ösophagus- und Magenchirurgie bereicherte er mit originellen Operationsmethoden, die heute zum Allgemeingut geworden sind. 1964 wurde er zum Präsidenten der Deutschen Gesellschaft für Chirurgie gewählt. Seine Anerkennung war noch zu Lebzeiten weltweit. Die Humboldt-Universität Berlin (1966), die medizinische Fakultät der Technischen Universität München (1970) und die Universität Ankara (1974) ernannten ihn zum Ehrendoktor. Das International College of Surgeons berief ihn zum Präsidenten.

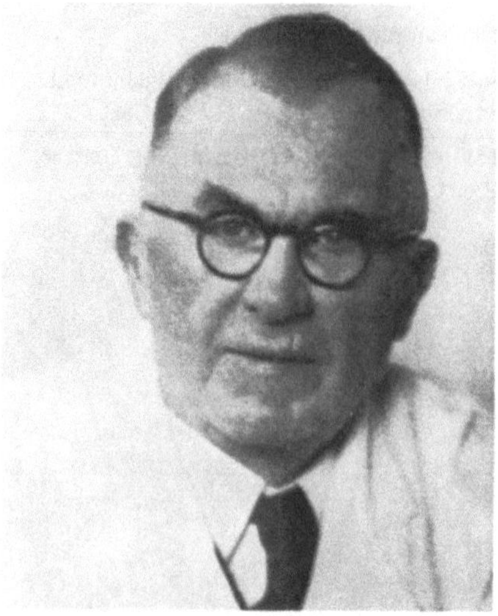

213. Porträt Otto Nordmann (IGM)

214. Otto Nordmann und Martin Kirschner: Die Chirurgie, Bd. 1, 2. Aufl. 1940 (IGM)

Otto Nordmann 1878 - 1946

Otto Wilhelm Carl Nordmann – so lautete sein voller Name – war mehr als einer Generation deutscher Medizinstudenten mit seinem „Praktikum der Chirurgie" vertraut, das zuerst in Wien 1914 und schließlich in 7. Auflage sechs Jahre nach dem Tod seines Autors gedruckt wurde. Stätte seines Wirkens war das Auguste-Viktoria-Krankenhaus in Berlin-Schöneberg, dem er von 1906 bis 1933 vorstand. Er stammte aus einer Fabrikantenfamilie, war am 14. September 1878 in Bad Harzburg geboren, absolvierte sein Medizinstudium in Freiburg, Göttingen und Berlin, legte 1900 in Göttingen das Staatsexamen ab und promovierte 1901 ebenfalls in Göttingen mit einem Beitrag zur phagocytären Rolle der Riesenzellen. Eine Assistentenzeit bei Johann Orth, einem der führenden Pathologen, (1901/02) und dann, in Berlin, bei dem Chirurgen Werner Körte (1902/06) schlossen sich an.

Sein Spezialgebiet war die Bauchchirurgie, doch hat er auch auf anderen Gebieten publiziert. Für die chirurgische Fachwelt wichtig wurde das von ihm zusammen mit Martin Kirschner betreute mehrbändige Sammelwerk „Die Chirurgie", dessen erster Teil 1925 in Berlin erschien und das von 1939 bis 1949 nochmals in 2. völlig neubearbeiteter Auflage herauskam. Schließlich zeichnete Nordmann als Mitherausgeber von „Der Chirurg, Zeitschrift für alle Gebiete der operativen Medizin", von ihrer Begründung im Jahre 1929 bis zu seinem Tod.

Otto Nordmann verstarb, ein Jahr nach Kriegsende, am 26. Mai 1946.

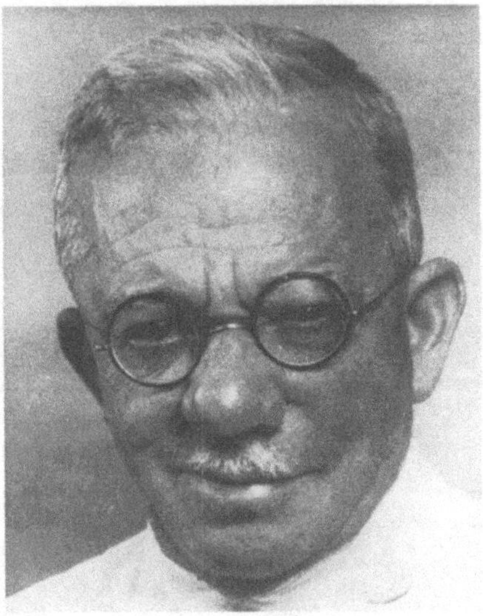

215. Porträt Friedrich Pels-Leusden (Pels-Leusden)

216. Friedrich Pels-Leusden: Chirurgische Operationslehre, 4. Aufl. Berlin 1925 (IGM)

217. Chirurgische Instrumente in Metallbehälter, 1. Weltkrieg (IGM)

Friedrich Pels-Leusden 1866 - 1944

Friedrich Pels-Leusden gehört zu den bedeutenden Ärzten, die durch die Berliner Chirurgie um die Jahrhundertwende geprägt wurden und diese Berliner Schule auch später fortsetzten. Von 1911 bis 1934 hat er als Ordinarius in Greifswald gewirkt. Zuvor war er zwölf Jahre lang an der Charité als Assistent und Oberarzt bei Franz König und als Leiter der Chirurgischen Poliklinik unter Hildebrand tätig gewesen.

Der am 12. August 1866 in Willich/Krefeld geborene Pels-Leusden hatte in Marburg, Freiburg und Würzburg studiert, war dann Assistent am Institut für pathologische Anatomie in Marburg gewesen, ehe er seine chirurgische Ausbildung bei H. Braun in Göttingen begann. In Berlin habilitierte er sich 1900 und wurde 1904 zum Titularprofessor ernannt. Nach seiner Emeritierung ließ er sich in Mehlem bei Bonn nieder, wo er auch am 16. März 1944 gestorben ist.

Seine „Chirurgische Operationslehre", die noch in Berlin entstanden ist und mehrere Auflagen und Übersetzungen erlebte, ist sein bekanntestes Werk. Daneben hat er über Abdominal- und Nervenchirurgie publiziert. Pels-Leusden war ein engagiertes Mitglied des Greifswalder medizinischen Vereins und der Nordwestdeutschen Chirurgenvereinigung, die ihn zu ihrem Ehrenmitglied wählte.

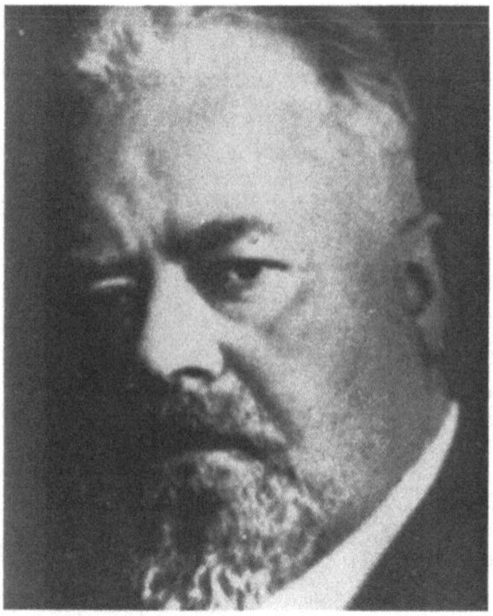

218. Porträt Johannes Petermann (IGM)

219. St. Hedwig-Krankenhaus im Jahr 1896 (IGM)

Johannes Petermann 1878 - 1951

Die meiste Zeit seiner chirurgischen Tätigkeit hat Johannes Petermann am St. Hedwig-Krankenhaus in Berlin verbracht. Hier begann er seine chirurgischen Assistentenjahre 1903 bei Rotter, hier war er fast 30 Jahre als Chefarzt der Chirurgischen Abteilung tätig.

Petermann wurde am 4. Februar 1878 in Münster/Westfalen geboren. Nach Staatsexamen und Promotion im Jahr 1902 war er ein Jahr lang Assistent auf der inneren Abteilung bei Wirsing, ehe er zu Rotter überwechselte. Von 1910 bis 1922 war er Chefarzt der Chirurgischen Abteilung des Franziskus-Hospitals in Bielefeld, 1922 kehrte er nach Berlin zurück. Am 10. November 1951 ist er hier gestorben.

Petermann hat das Kapitel „Chirurgie des Bauchfells und des Netzes" für Kirschner-Nordmanns „Chirurgie" bearbeitet. Viele seiner weiteren Arbeiten beschäftigen sich mit Einzelfragen der Abdominal- und Kriegschirurgie, wozu er seine Erfahrungen aus dem Ersten Weltkrieg auswerten konnte, sowie mit Problemen der Anästhesiologie.

Die Berliner Chirurgische Gesellschaft wählte Petermann zu ihrem Ehrenmitglied.

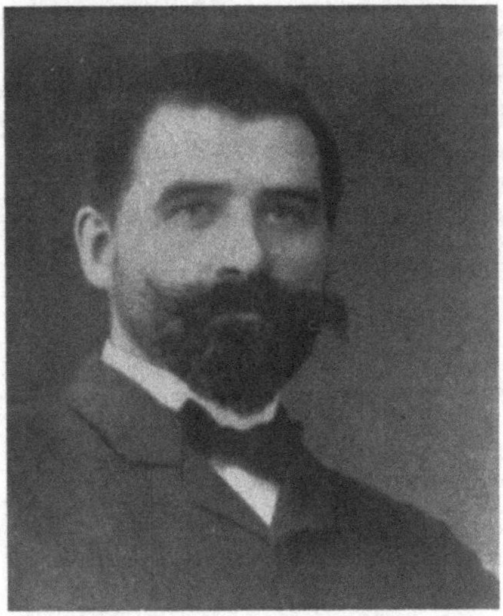

220. Porträt Heinrich Riese (IGM)

Heinrich Riese 1864 - 1928

Heinrich Riese, geboren am 29. März 1864 in Berlin, entstammte einer Ärztefamilie. Sein Medizinstudium absolvierte er in Berlin, Heidelberg, Freiburg und Bonn. 1888 wurde er approbiert und begann eine Laufbahn als Anatom in Freiburg, wo er bis 1892 zuerst Assistent, danach Privatdozent und Professor war. 1892 wechselte er nicht nur die Universität, sondern auch das Fach und nahm eine chirurgische Assistentenstelle in Würzburg bei Schönborn an. 1895 habilitierte er sich für Chirurgie und wurde 1897 als dirigierender Arzt an das Kreiskrankenhaus Britz berufen. 1906 erhielt er die Ernennung zum Direktor des Kreiskrankenhauses Groß-Lichterfelde, des späteren Stubenrauch-Krankenhauses. Mit den Titeln Sanitätsrat und Professor ausgezeichnet, wirkte er dort bis zu seinem Tode am 3. Juni 1928.

Sein bedeutendstes wissenschaftliches Werk ist sein Beitrag „Die Chirurgie des Pankreas" in Kirschner-Nordmanns „Chirurgie", der 1925 erschien. Weitere Arbeiten beschäftigen sich mit anatomischen Themen, mit Abdominalchirurgie, aber auch mit urologischen und kriegschirurgischen Problemen.

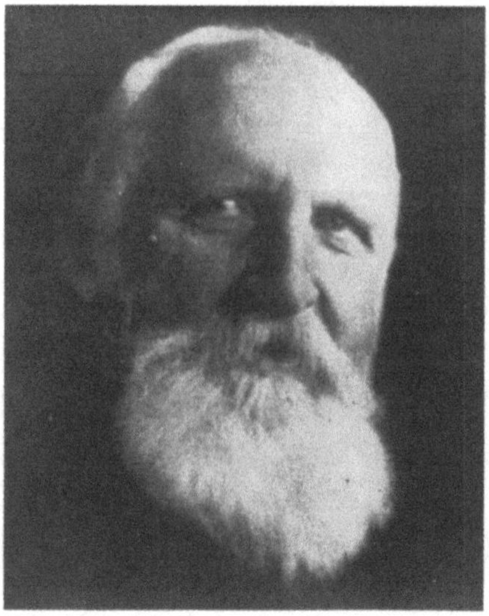

221. Porträt Edmund Rose (IGM)

222. Edmund Rose: Delirium tremens und Delirium traumaticum, Stuttgart 1884 (IGM)

223. Renomierknüppel, Insignien der Militärärzte, 2 Stücke mit Elfenbeinknauf (Aeskulapnatter und Totenschädel) (Dünschel/Vaubel)

Edmund Rose 1836 - 1914

Zu den jungen Ärzten, auf die die von Wilms begründete Chirurgie des Diakonissenhauses Bethanien eine große Anziehungskraft ausübte, gehörte auch Edmund Rose, der 1881 dessen Nachfolger werden sollte. Wie groß der Ruf war, den Wilms seiner Klinik verschafft hatte, geht aus der Tatsache hervor, daß Rose seine Stelle als Ordinarius und Direktor des Kantonsspitals in Zürich aufgab, um nach Bethanien zurückzukehren.

Rose wurde am 10. Oktober 1836 in Berlin geboren, studierte hier und in Würzburg und wurde 1858 zum Doctor medicinae promoviert. Einer ausgedehnten Studienreise folgten vier Assistentenjahre bei Wilms und die 1865 erfolgte Habilitation für Chirurgie und Augenheilkunde. 1867 folgte er dem Ruf nach Zürich. 1870/71 war er trotz seiner Tätigkeit in der Schweiz wieder in Berlin und leitete das Barackenlazarett des Berliner Hilfsvereins auf dem Tempelhofer Feld. Nach seiner Rückkehr nach Berlin 1881 machte ihn die Universität zum ordentlichen Honorarprofessor und stellte ihn damit den anderen Ordinarien gleich. Rose war Mitherausgeber der Deutschen Zeitschrift für Chirurgie und Mitbegründer der freien Vereinigung der Chirurgen Berlins.

Schon in der Schweiz hatte er mit der von ihm so genannten offenen Wundbehandlung große Erfolge erzielt. Mit seinem Namen verbunden ist auch die Erfindung eines „Farbenmessers zur Untersuchung der Farbenkrankheiten".

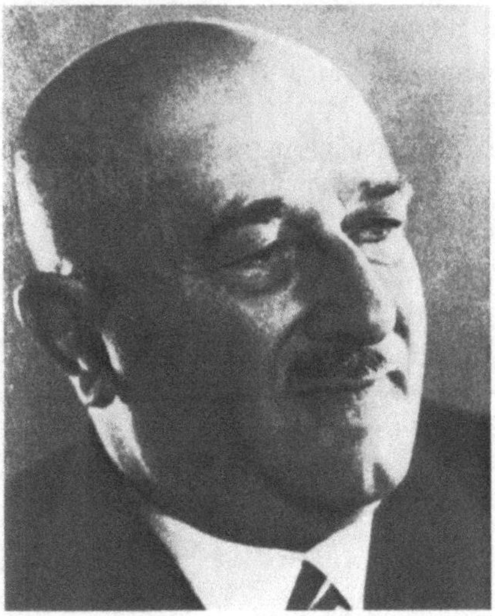

224. Porträt Paul Rosenstein (IGM)

225. Paul Rosenstein: Narben bleiben zurück, München 1954 (IGM)

Paul Rosenstein 1875 - 1964

Paul Rosenstein wurde am 26. Juli 1875 als Sohn eines liberalen Rabbiners in Graudenz geboren. In Berlin immatrikulierte er sich zum Studium der Medizin aus – wie er selbst sagt – kindlichen Idealvorstellungen vom Arztberuf. 1896 wechselte er zur Beendigung seines Studiums nach Königsberg, wo er 1898 promovierte. Nach einer siebenjährigen Spezialausbildung, die er in Königsberg am Pathologisch-Anatomischen Institut, an der Gynäkologischen Klinik, an der Chirurgischen Klinik unter Eiselsberg und in Berlin unter dem Chirurgen James Israel absolvierte, ließ er sich in Berlin als Chirurg nieder. 1909 wurde er Leiter der Chirurgischen Abteilung am Krankenhaus Hasenheide, 1917 übernahm er die Leitung der Chirurgischen Poliklinik am Jüdischen Krankenhaus, 1923 die Leitung der Chirurgischen Klinik und später der neugegründeten Urologischen Abteilung. Ab 1933 wurde es ihm zunehmend erschwert, seine vielen praktisch-therapeutischen Ideen zu realisieren, 1938 mußte er über Amsterdam nach New York fliehen, 1940 siedelte er von da nach Brasilien über, wo er eine neue Heimat fand.

Rosenstein, der mehr Befriedigung empfand, wenn er ohne Eingriff heilen konnte, scheute dennoch vor kühnen Eingriffen nicht zurück. Als erster legte er bei einer Patientin eine Ecksche Fistel an, entwickelte aus seiner Kriegserfahrung im Ersten Weltkrieg die Phlebektomie. Größte Anerkennung bei Bier erfuhr seine Methode, die Defekte bei Hypospadie durch einen gestielten Harnblasenlappen zu decken. Ausgesprochen erfolgreich war darüber hinaus sein Wirken für die Bauchchirurgie – nach ihm bezeichnet man den Mesenterialdruckschmerz bei Appendicitis als Rosensteinsches Zeichen. Im Handbuch der Urologie von 1927 verfaßte er das Kapitel über „Die Aktinomykose der Harnorgane".

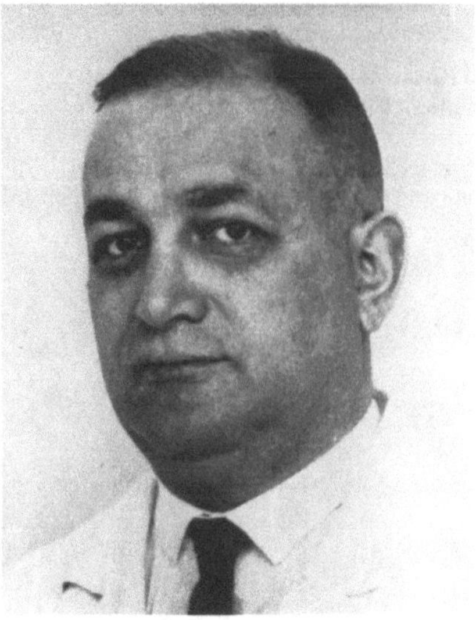

226. Porträt Paul Rostock (Ullstein)

227. Paul Rostock: Kompendium der Chirurgie, Berlin 1948 (IGM)

228. Paul Rostock und Paul Diepgen (Hrsg.): Das Universitätsklinikum in Berlin, Leipzig 1939 (IGM)

Paul Rostock 1892 - 1956

Paul Rostock wurde am 18. Januar 1892 in Kranz im Landkreis Meseritz geboren. Er studierte an den Universitäten Greifswald und Jena, promovierte 1922 und erhielt dann seine chirurgische Ausbildung von 1922 bis 1927 bei Guleke an der Chirurgischen Universitätsklinik in Jena. In den Jahren 1927 bis 1933 war er unter Magnus als Oberarzt an der Chirurgischen Abteilung des Krankenhauses Bergmannsheil in Bochum tätig. Seit 1933 erfüllte er die Funktion des Oberarztes an der Chirurgischen Universitätsklinik in Berlin. Rostock habilitierte sich 1934 und war ab 1936 vertretungsweise, ab 1941 bis 1945 definitiv Professor für Chirurgie an der II. Chirurgischen Universitätsklinik in Berlin, deren Direktor er auch war.

Nach dem Zusammenbruch verlor er Klinik und Lehramt. Er wurde Chefarzt des Krankenhauses Possenhofen am Starnberger See und später Chefarzt des Versorgungs-Krankenhauses in Bayreuth.

Neben Arbeiten über Begutachtungsprinzipien waren es Probleme der Unfallmedizin und der Wiederherstellungschirurgie, mit denen er sich in über 100 Arbeiten beschäftigte. Ein Lehrbuch (1941) und ein Kompendium (1948) der Chirurgie gehören zu seinen übergreifenden Werken.

Paul Rostock starb am 17. März 1956 in Bad Tölz.

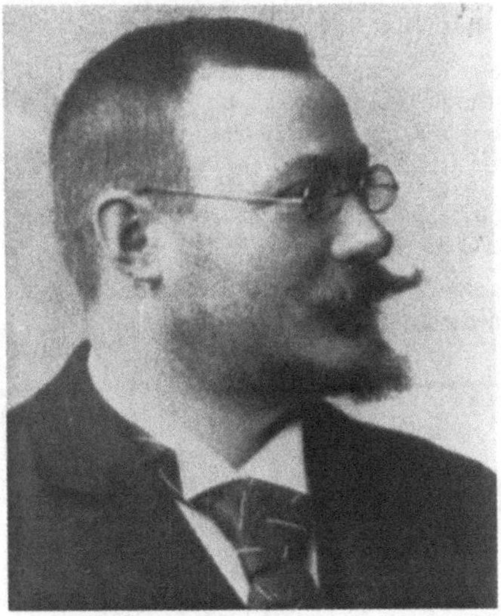

229. Porträt Joseph Rotter (IGM)

230. Instrumentenkocher mit elektrischem Anschluß, 1. Hälfte 20. Jahrhundert (Deutsches Med.hist. Museum)

Josef Rotter 1857 - 1924

Josef Rotter wurde am 21. Januar 1857 in Glaesendorf bei Mittenwalde/Schlesien geboren. Er studierte in Breslau, Halle, Kiel und Würzburg, wo er 1881 promovierte. Danach war er Assistent bei Maas in Würzburg und von 1884 bis 1887 bei von Bergmann in Berlin. Von 1888 bis 1890 leitete er eine private Chirurgische Klinik in München und wurde dann als Chefarzt an die Chirurgische Abteilung des St. Hedwig-Krankenhauses nach Berlin berufen und 1896 zum Professor ernannt. Von 1914 bis 1917 war er Beratender Chirurg und Generalarzt im Felde. Am 29. September 1924 verstarb er in Berlin.

Unter seinen Arbeiten ragen heraus „Die Stichverletzungen der Schlüsselbeingefäße", erschienen 1893 in der Sammlung klinischer Vorträge, „Die Krankheiten des Mastdarms und Afters" im Handbuch der praktischen Chirurgie von 1903 und die Monographie „Über Perityphlitis" von 1896.

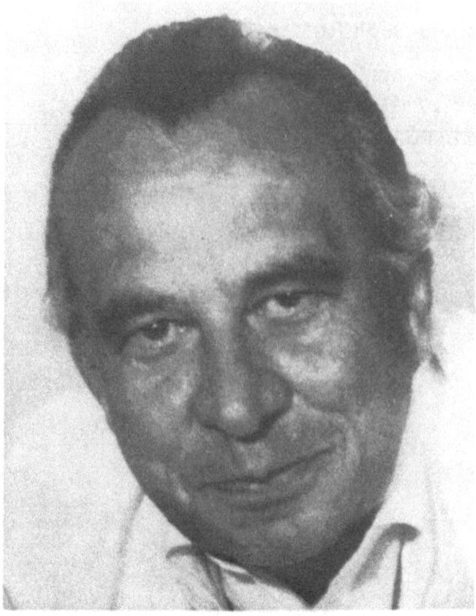

231. Porträt Geert Rücker (privat)

232. Geert Rücker: Arterielle Rekonstruktionschirurgie im Halsbereich, in: H. H. Naumann (Hrsg.): Kopf- und Hals-Chirurgie, Bd. 1, Stuttgart 1972, S. 407 - 467.

233. Krankenhaus Charlottenburg-Westend, 1906 (Rücker)

234. Karikatur (koloriert) Replantation von Gliedmaßen (Vaubel)

Geert Rücker * 1927

Die Ausbildungszeit Geert Rückers fällt in die Phase des Aufbaus der Chirurgischen Universitätsklinik im Westend-Krankenhaus nach dem Kriege.

Geboren am 21. November 1927 in Java, niederländisch Ostindien, als Sohn eines Berliner Arztes, nahm er nach einer durch das Kriegsgeschehen geprägten Jugend (Luftwaffenhelfer, russische Kriegsgefangenschaft) sein Studium in Berlin auf und promovierte hier 1955. Drei Jahre später schickte ihn sein chirurgischer Lehrer Linder für ein Jahr in die Vereinigten Staaten zu Longmire. Hier war er experimentell und klinisch auf dem Gebiet der Herz- und Gefäßchirurgie tätig. Die von ihm 1959 mitgebrachte Herz-Lungen-Maschine förderte den Beginn der Herzchirurgie in Berlin. 1970 konnte er sich mit einem grundlegenden Beitrag zur Gefäßchirurgie habilitieren und übernahm im gleichen Jahr die Leitung des Martin-Luther-Krankenhauses in Berlin.

Seine große Erfahrung auf dem Gebiet der Gefäßchirurgie, der diese Klinik heute ihren Ruf verdankt, wurde durch Gastdozenturen der Universitäten Granada und Alexandria gewürdigt.

Geert Rücker hat zahlreiche Berliner Künstler gefördert und ist Gründungsmitglied des Freundeskreises der Nationalgalerie in Berlin.

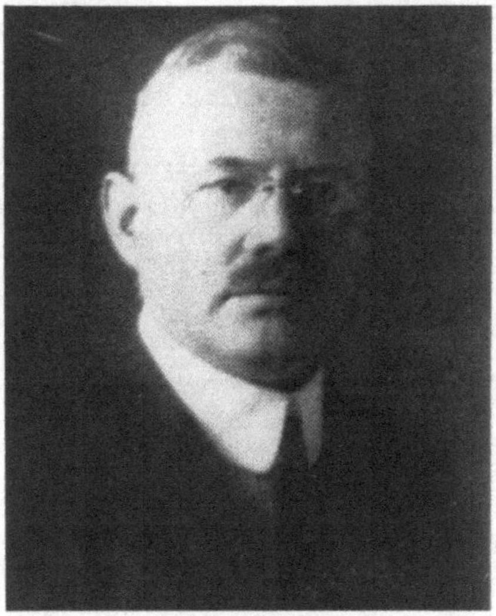

235. Porträt Oskar Rumpel (IGM)

236. Oskar Rumpel: Chirurgie der Harnorgane, Leipzig 1941 (IGM)

237. Operationszystoskop 1. Hälfte 20. Jahrhundert (IGM)

Oskar Rumpel 1872 - 1954

Zu den Chirurgen, die sich ihr Leben lang mit dem Spezialgebiet der urologischen Chirurgie beschäftigten, gehört Oskar Rumpel. Die neuen Verfahren der Röntgendurchleuchtung und der Zystoskopie hat er für die Diagnostik von Erkrankungen der ableitenden Harnwege schon früh erkannt und nachhaltig gefördert. So erschien schon 1903 seine „Diagnose des Nierensteins" im 10. Ergänzungsband der Fortschritte auf dem Gebiet der Röntgenstrahlen und 1909 legte er seine „Cystoskopie im Dienste der Chirurgie" vor. Zwischenzeitlich beschäftigte er sich mit der Bedeutung der Röntgenstrahlen für die Erkennung anderer Krankheiten („Geschwülste und entzündliche Erkrankungen der Knochen im Röntgenbild", 1908).

Seine erste Monographie war in Hamburg entstanden, wo der am 4. Oktober 1872 in Kassel geborene Zögling der Pépinière nach bestandenem Staatsexamen und erfolgter Promotion auf eine Stelle im Eppendorfer Krankenhaus bei Kümmell abkommandiert war. 1903 erfolgte sein Wechsel zurück an die Kaiser-Wilhelms-Akademie und 1905 seine Abordnung an die Universitätsklinik in der Ziegelstraße. Dort hat er bei von Bergmann und Bier als Assistent gearbeitet und sich 1908 habilitiert. 1913 wurde er 2. dirigierender Arzt der Chirurgischen Abteilung der Charité und 1919 Chefarzt der Chirurgischen Abteilung am Paul-Gerhardt-Stift, wo er bis 1951 blieb. In dieser Zeit entstanden sein Beitrag „Operationen an Harnblase, -röhre und männlichen Geschlechtsorganen" für die Operationslehre von Bier, Braun und Kümmell und die „Schußverletzungen der Blase und der männlichen Geschlechtsorgane". Rumpel ist am 24. April 1954 in Berlin gestorben.

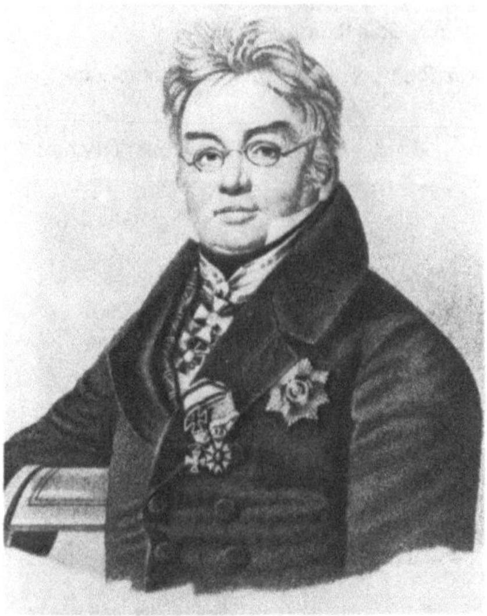

238. Porträt Johann Nepomuk Rust (IGM)

239. Johann Nepomuk Rust: Theoretisch-praktisches Handbuch der Chirurgie, Bd. 1, Berlin 1830 (IGM)

240. Chirurgisches Reisebesteck, Ende 18. Jahrhundert, französisch aus Silber (Vaubel)

Johann Nepomuk Rust 1775 - 1840

Johann Nepomuk Rust wurde am 5. April 1775 in Jauernig im damaligen Österreichisch-Schlesien geboren. Rust erhielt zunächst eine Ausbildung als Chirurg und lehrte zwischen 1802 und 1815 Chirurgie in Olmütz, Krakau und Wien. 1808 promovierte er zum Doctor medicinae und erwarb 1809 den Magister der Augenheilkunde. 1815 trat er als General-Divisionschirurgus in preußische Dienste und organisierte die Verwundetenfürsorge nach der Schlacht von Waterloo. 1816 wurde er ordentlicher Professor für Chirurgie und Augenheilkunde an der medico-chirurgischen Militär-Akademie in Berlin, erster Wundarzt der Charité und Direktor der Chirurgisch-Ophthalmologischen Klinik. 1824 wurde er außerdem ordentlicher Professor an der Berliner Universität und verwaltete überdies mehrere Ämter in der preußischen Medizinalverwaltung und im Bereich des Medizinalunterrichtswesens. Neben der Chirurgie, deren praktische Ausübung er mehr und mehr Johann Friedrich Dieffenbach überließ, widmete er sich mit besonderem Verdienst der Organisation des preußischen Medizinalwesens. Er setzte sich für die Schaffung neuer medico-chirurgischer Lehranstalten ein, um die bislang handwerksmäßige Chirurgenlehre zu ersetzen, betrieb zugleich die zukünftige Vereinigung von Chirurgie und Medizin und gründete eine Krankenwartschule. Er war Herausgeber mehrerer Zeitschriften, schrieb zahllose Aufsätze, u.a. zur Geschwürslehre und über fungöse Gelenkentzündung. Außerdem veröffentlichte er ein 18bändiges „Theoretisch-practisches Handbuch der Chirurgie ... in alphabetischer Ordnung. Unter Mitwirkung eines Vereins von Ärzten und Wundärzten", Berlin 1830 - 1836. Kurz nachdem er zum Leibarzt König Friedrich Wilhelms IV. ernannt worden war, starb Rust halb erblindet am 9. Oktober 1840 auf seinem Gut Kleutsch in Schlesien.

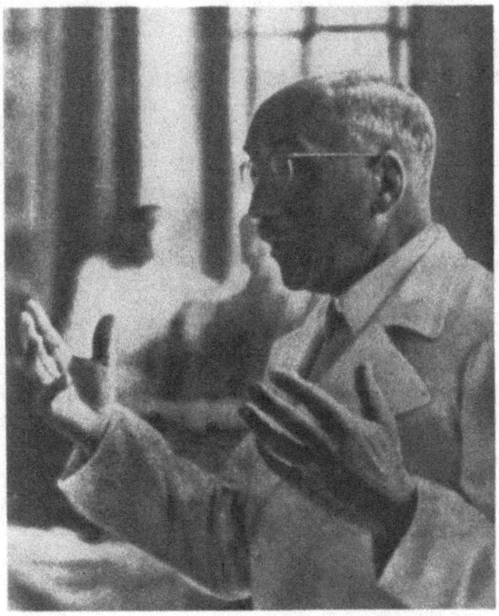

241. Porträt Ferdinand Sauerbruch (IGM)
242. Ferdinand Sauerbruch und C. ten Horn: Die willkürlich bewegliche Hand, Berlin 1923 (Inst. f. biomedizinische Technik TU Berlin)
243. Briefbeschwerer Ferdinand Sauerbruchs, Silber mit Insignien der Medizin (Vaubel)
244. 2 Kladden über Prüfungen bei Ferdinand Sauerbruch 1948 (IGM)
245. Ferdinand Sauerbruch in der Charité, Film von G. Jeschke 1943
246. Ferdinand Sauerbruch spricht über seinen Beruf als Chirurg, Film von G. Jeschke 1943

Ferdinand Sauerbruch 1875 - 1951

Ferdinand Sauerbruch, geboren am 3. Juli 1875 in Barmen, gilt als der genialste Chirurg der ersten Hälfte dieses Jahrhunderts. Nur auf Umwegen war er zum Medizinstudium gekommen, hatte in Marburg, Jena und Leipzig studiert. Unter von Mikulicz wandte er sich dem Teilgebiet der Chirurgie zu, auf dem er zum ersten Mal Bahnbrechendes leistete, der Thoraxchirurgie. Der 28jährige konnte seine Unterdruckkammer beim Berliner Chirurgenkongreß mit Erfolg demonstrieren. 1905 ging er zu Friedrich nach Greifswald und mit diesem nach Marburg, wo er 1908 zum außerordentlichen Professor ernannt wurde. Von 1910 bis 1918 war er Ordinarius in Zürich, dann bis 1927 in München. In dieser Zeit entwickelte er die willkürlich bewegliche künstliche Hand. Seine Laufbahn wurde gekrönt durch den Ruf auf den Lehrstuhl für Chirurgie an der Charité. Er war zum unumstrittenen Führer der deutschen Chirurgie geworden.

Schon in seiner Münchener Zeit war er Vorsitzender der 45. Tagung der Deutschen Gesellschaft für Chirurgie gewesen, in Berlin wurde er Ehrenmitglied der Berliner Chirurgischen Gesellschaft, eine von ungezählten Ehrungen, die ihm zuteil wurden. Im umkämpften Berlin des Jahres 1945 hielt er, im Gegensatz zu manchem Kollegen, bis zuletzt aus und operierte im Keller der Charité, den er tagelang nicht verließ.

Seine letzten Lebensjahre waren überschattet von einer schnell um sich greifenden Zerebralsklerose. Am 2. Juli 1951, einen Tag vor seinem 76. Geburtstag, ist er im Krankenhaus am Urban gestorben. Berlin hatte einen seiner größten Ärzte verloren.

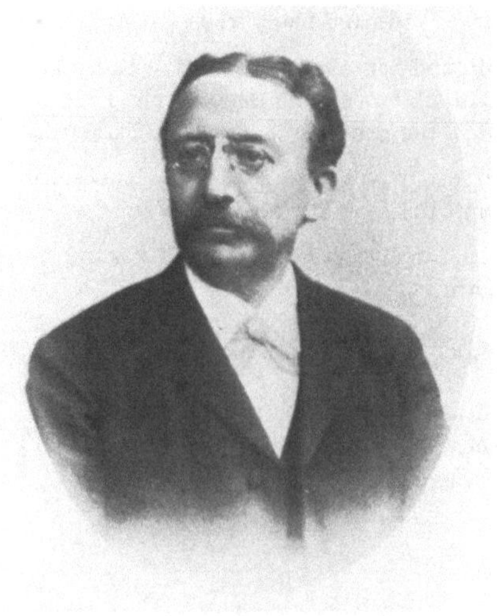

247. Porträt Max Schede (IGM)

248. Max Schede: Symbolae ad helcologiam, Halle 1872 (Stabi)

Max Schede 1844 - 1902

Max Schede wurde am 7. Januar 1844 in Arnsberg, Westfalen, geboren. Er studierte in Halle, Heidelberg und Zürich, promovierte 1866 in Halle, wurde dort Assistent bei Richard von Volkmann und habilitierte sich 1877 für das Fach Chirurgie. 1877 wurde er der erste Direktor der Chirurgischen Abteilung des neuerbauten Krankenhauses am Friedrichshain in Berlin. 1882 wurde er leitender Arzt der Chirurgischen Abteilung von Hamburg-Eppendorf, an deren Bau und Verwirklichung er maßgeblich mitbeteiligt war. 1895 wurde er auf den Chirurgischen Lehrstuhl nach Bonn berufen. Schedes Arbeitsinteressen waren außerordentlich vielseitig und seine Veröffentlichungen sind zahlreich. 1874 gründete er zusammen mit von Lesser und Tillmann das „Zentralblatt für Chirurgie". 1887 entwickelte er die Methode der Wundbehandlung „unter dem feuchten Blutschorfe", 1890 die nach ihm benannte Schedesche Thoraxresektion bei veraltetem Empyem. Er starb am 31. Dezember 1902 in Bonn.

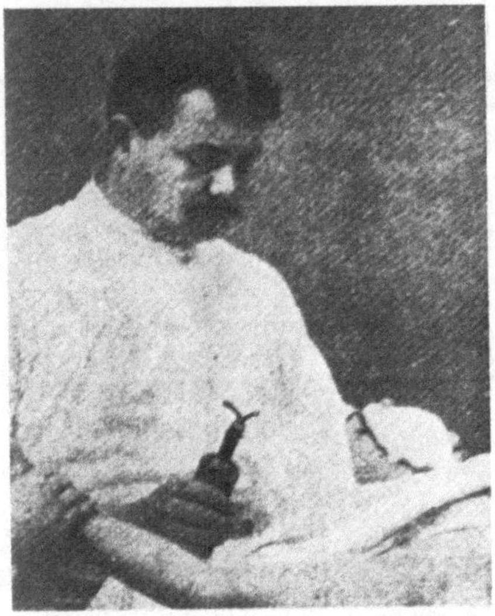

249. Curt Schimmelbusch mit der nach ihm benannten Maske

250. Curt Schimmelbusch: Die aseptische Wundbehandlung, Berlin 1890 (Stabi)

251. Schimmelbuschmaske mit Tropfflasche in Lederköcher, ca. 1930 (Deutsches Med.hist. Museum)

Curt Schimmelbusch 1860 - 1895

Curt Schimmelbusch wurde am 16. November 1860 als Sohn eines Rittergutsbesitzers in Groß-Nogath (Westpreußen) geboren. Nachdem er zunächst eine naturwissenschaftliche Ausbildung begonnen hatte, wechselte er 1882 zur Medizin über und studierte bis 1886 in Würzburg, Göttingen, Berlin und Halle. In Halle arbeitete er bereits während seines Studiums an bakteriellen Untersuchungen des Anatomen Carl Ebert, erforschte mit diesem zusammen den Gerinnungsvorgang (C. Ebert u. C. Schimmelbusch: Die Thrombose nach Versuchen an Leichenbefunden, Stuttgart 1888) und entdeckte mit ihm den Erreger der Frettchenseuche. 1888 ging er ans Kölner Bürgerspital als Assistent des bedeutenden Chirurgen Bernhard Bardenheuer, der gerade die Dampfsterilisation an seiner Klinik einführte. 1889 von Ernst von Bergmann nach Berlin geholt und 1892 für Chirurgie habilitiert, widmete Schimmelbusch sich u.a. der Weiterentwicklung und experimentellen Begründung der mechanischen Sterilisationsmethoden. Er entwarf Dampfsterilisatoren für Verbandstoffe und Operationskleidung, den Schimmelbuschschen Instrumentenkocher und verbesserte die Methoden der mechanischen Handsterilisation. Sein Buch „Anleitung zur aseptischen Wundbehandlung", Berlin 1892, erlangte Weltruf und gehört zu den Klassikern in der Geschichte der Aseptik. Am 2. August 1895 starb Schimmelbusch, nur 34 Jahre alt. Ernst von Bergmann sagte in seinem bewegenden Nachruf, er sei von einer Krankheit dahingerafft worden, der er seine „ersten und fortwährenden Studien" gewidmet habe, und deren Keim er möglicherweise schon seit Jahren in sich trug.

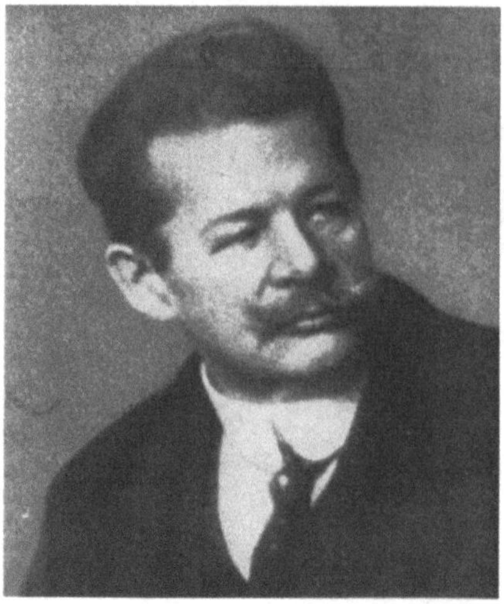

252. Porträt Carl Ludwig Schleich (IGM)

253. Carl Ludwig Schleich: Neue Methoden der Wundbehandlung, 2. Aufl. Berlin 1900 (IGM)

254. Erinnerungsblatt an Carl Ludwig Schleich

Carl Ludwig Schleich 1859 - 1922

Carl Ludwig Schleich wurde am 19. Juli 1859 als Sohn eines bekannten Ophthalmologen in Stettin geboren. Er studierte in Zürich, Greifswald und Berlin, arbeitete als Famulus bei von Bergmann, Senator und Virchow. 1887 promovierte er in Greifswald, wo er unter Helferich seine chirurgische Ausbildung erhielt. 1889 ließ er sich in Berlin als Chirurg und Besitzer einer Privatklinik nieder. 1900 wurde er für nur kurze Zeit Leiter des Teltower Kreiskrankenhauses Lichterfelde.

1892 machte er auf dem Chirurgenkongreß Mitteilung von seiner Methode der Infiltrationsanästhesie, die trotz schroffer Ablehnung auf dem Kongreß in kürzester Zeit Anerkennung fand und damit eine bahnbrechende Wirkung hatte. Seine 1894 erschienene Monographie zur Infiltrationsanästhesie „Schmerzlose Operationen" wurde 1899 bereits in der 4. Auflage vertrieben.

Der vielseitig begabte Arzt hatte regen Kontakt zu vielen Dichtern und Künstlern. Seine Auseinandersetzung mit Grundfragen seiner Zeit brachte ihm die Anerkennung als Essayist und Erzähler ein. Carl Gustav Jung bezeichnete Schleich, der auch psychiatrische und psychologische Fragen abhandelte, in einem Geleitwort zu Schleichs Werk „Die Wunder der Seele" als Revolutionär, der, obgleich durchdrungen von einer Welt von anatomischen und physiologischen Vorstellungen, mit kühner Überzeugung eine Hand nach den seelischen Bereichen ausstreckt.

Am 7. März 1922 starb er im Sanatorium Pieskow bei Berlin.

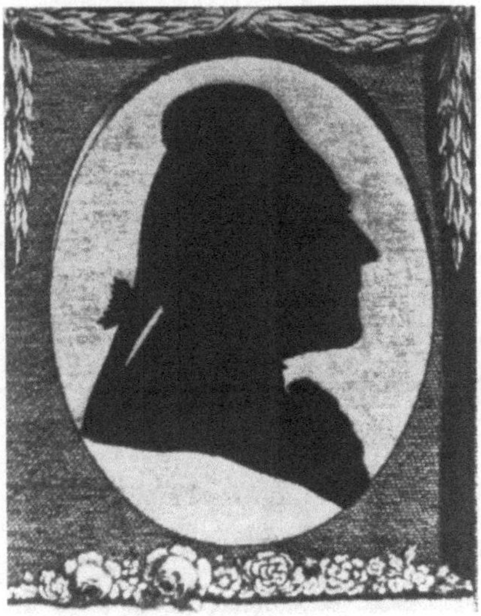

255. Porträt Johann Leberecht Schmucker, Schattenriß (IGM)

256. Johann Leberecht Schmucker: Chirurgische Wahrnehmungen, Bd. 1, Berlin 1774 (IGM)

257. Amputationsbesteck, 18. Jahrhundert (Vaubel)

Johann Leberecht Schmucker 1712 - 1786

Schmucker wurde 1712 geboren. Mehr ist über seine Herkunft und seine erste Ausbildung nicht bekannt. Dann finden wir ihn am Collegium medico-chirurgicum und an der Charité. 1737 wurde er auf zwei Jahre nach Paris geschickt, wo er vor allen Dingen bei Le Dran neue Operationstechniken lernte. Nach seiner Rückkehr nach Berlin wurde er zunächst Chirurg des Garderegiments, später erhielt er die Oberaufsicht über die gesamte Armee. Im siebenjährigen Krieg war Schmucker erster Generalchirurg und konnte mit reichen Erfahrungen nach Berlin zurückkehren. Dort sorgte er für eine bessere Ausbildung der Feldschere, erhöhte die Zahl der Pensionärschirurgen von 9 auf 16 und betrieb daneben eine große Allgemeinpraxis. Schmucker behielt Kraft und Frische bis ins hohe Alter; noch kurz vor seinem Tode arbeitete er an der Neubearbeitung seiner Schriften. Er starb am 5. März 1786 in Berlin.

Von Schmuckers Schriften sind vor allem seine „Chirurgischen Wahrnehmungen" und die „Vermischten chirurgischen Schriften" zu nennen, in denen er seine Erfahrung in der Kriegs- und Friedenschirurgie mitteilte. Verdienste hat er sich vor allem in der Behandlung von Kopfverletzungen und bei der Amputation erworben. Bemerkenswert ist sein Vorschlag, eine Konvention zur Sicherung der Lazarette zwischen kriegführenden Mächten zu schaffen.

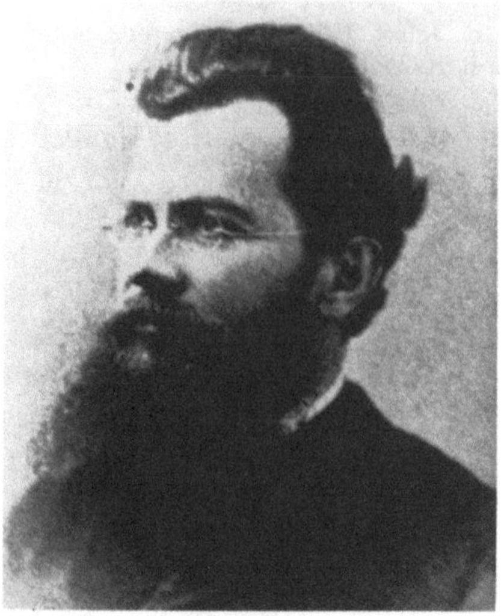

258. Porträt Karl Schönborn (IGM)

Karl Schönborn 1840 - 1906

Karl Wilhelm Ernst Joachim Schönborn wurde am 8. Mai 1840 in Breslau geboren. Er studierte in Breslau, Heidelberg, Göttingen und Berlin Medizin. In Göttingen waren es Wilhelm Baum, in Berlin von Langenbeck gewesen, die als Lehrer der Chirurgie seine Entscheidung bestimmten, Chirurg zu werden. 1873 wurde er in Berlin bei von Langenbeck promoviert. Er arbeitete zunächst im Krankenhaus Bethanien unter Wilms, von 1864 bis 1871 bei von Langenbeck, den er auch 1866 und 1870 vertrat. 1871 wurde er als Professor für Chirurgie nach Königsberg, 1886 nach Würzburg berufen. Er verstarb im Jahre 1906.

Nicht anders als bei Wilms lag der Hauptschwerpunkt von Schönborns Arbeit auf der Praxis; er war ein ausgezeichneter Operateur. Seine langjährigen praktischen Erfahrungen hat er als akademischer Lehrer darüber hinaus einer großen Schar von Schülern weitergegeben.

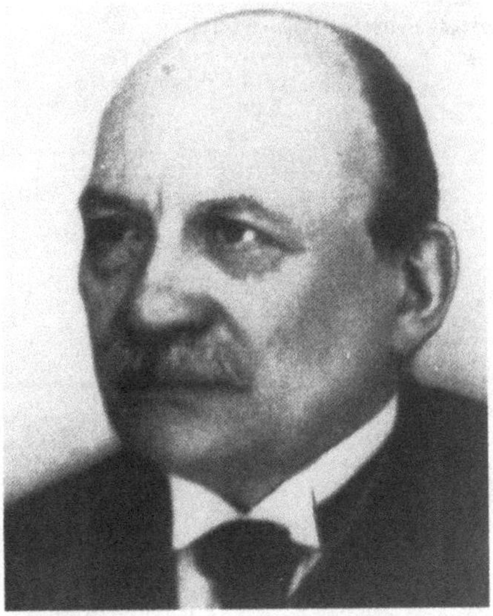

259. Porträt Georg Schöne (IGM)

260. Georg Schöne: Heteroplastische und homöoplastische Transplantationen, Berlin 1912 (IGM)

Georg Schöne 1875 - 1960

Georg Schöne wurde am 14. November 1875 in Berlin geboren. Nach seiner Approbation 1899 in Karlsruhe und der Promotion 1900 in Heidelberg war er zunächst am Anatomischen Institut der Universität Heidelberg bei Gegenbauer als Assistent und anschließend am Institut für pathologische Anatomie bei Arnold tätig, ehe er zur Chirurgie wechselte, wo er bis 1903 seine erste chirurgische Ausbildung durch Czerny erhielt. 1903 ging er nach Berlin, war kurze Monate am Krankenhaus Bethanien auf der inneren Station tätig und setzte dann seine chirurgische Ausbildung bei von Bergmann fort. Ein Jahr war er bei Ehrlich in Frankfurt am Main, um dann von 1907 bis 1911 an die Chirurgische Universitätsklinik Marburg zu Friedrich zu gehen. 1908 habilitierte er sich dort für das Fach Chirurgie. 1911 ging er als Oberarzt zu Pels-Leusden nach Greifswald, wo er 1913 zum Extraordinarius ernannt wurde. Seine Stelle als Direktor der Chirurgischen Abteilung des Städtischen Krankenhauses Stettin, die er seit 1921 innehatte, legte er 1934 freiwillig nieder, um so gegen die nationalsozialistische Politik des Magistrats der Stadt Stettin zu protestieren. Seit dieser Zeit hat er als Chirurg in Berlin gearbeitet, war an der Landhaus-Klinik tätig und gleichzeitig Mitarbeiter am Institut für Vererbungs- und Züchtungsforschung in Berlin-Dahlem.

Bis ins hohe Alter war er wissenschaftlich tätig. Seine Hauptarbeitsgebiete waren: Transplantation, Wundbehandlung, experimentelle Krebsforschung und experimentelle Genetik. Die Berliner Chirurgische Gesellschaft wählte Georg Schöne zu ihrem Ehrenmitglied.

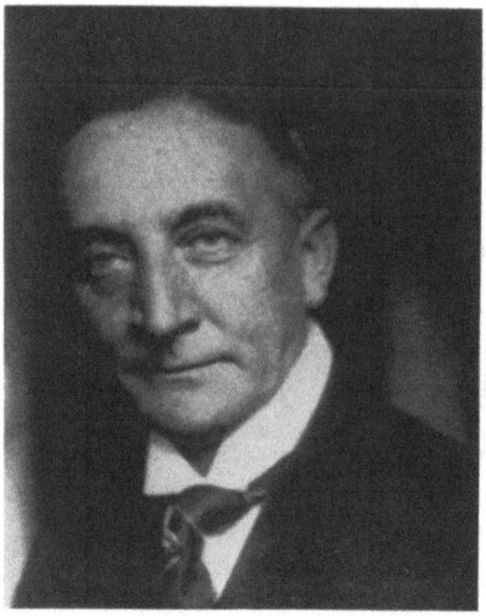

261. Porträt Fritz Schulze (IGM)

Fritz Schulze 1879 - 1939

Am 19. Oktober 1898 trat Fritz Schulze aus Neuruppin in die Kaiser-Wilhelms-Akademie ein, wo er bis zum Frühjahr 1903 blieb. Der am 23. November 1879 geborene Schulze wurde nach der Approbation 1904 nach Münster ins Garnisonslazarett kommandiert und von dort 1910 als Oberarzt beim 7. Armeekorps zu Rehn nach Frankfurt am Main abgeordnet. 1912 kehrte er an die Kaiser-Wilhelms-Akademie zurück und wurde 1913 in die Medizinalabteilung des Kriegsministeriums versetzt. Während des Weltkrieges war er von 1914 bis 1918 Stabsarzt beim Chef des Feldsanitätswesens. Von 1919 bis 1924 hatte er eine Assistentenstelle an der Universitätsklinik bei Bier inne, war danach als Regierungsmedizinalrat im Versorgungswesen tätig, ehe er 1928 wieder eine klinische Tätigkeit als Oberarzt am Stubenrauch-Krankenhaus in Lichterfelde aufnahm. Von dort trat er eine Chefarztstelle am Kreiskrankenhaus Nowawes in der Mark an. Am 20. Februar 1939 ist er in Babelsberg gestorben.

Fritz Schulze hat sich vor allem mit Knochenerkrankungen, dem Kalkstoffwechsel und der Basedowschen Krankheit beschäftigt. Er war dabei weniger wissenschaftlich als klinisch tätig und stand im Rufe eines gewissenhaften und tüchtigen Arztes. Die höchste Auszeichnung, die ihm zuteil wurde, war die Berufung zum Leibarzt des letzten deutschen Kaisers.

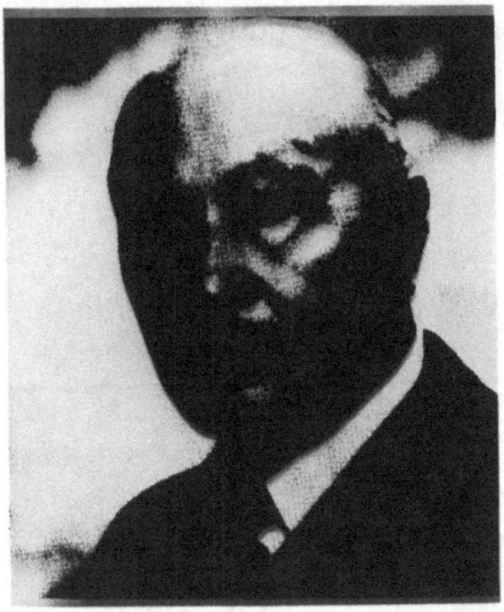

262. Porträt Günther Seefisch (Lazarus-Krankenhaus)

263. Günther Seefisch u.a.: Krankenpflegelehrbuch, Berlin 1947

264. Günther Seefisch, Foto 1915 (Seefisch)

265. Günther Seefisch, Foto 1959 (Seefisch)

266. Jägerhut Günther Seefischs (Seefisch)

267. Exlibris Günther Seefisch (Seefisch)

Günther Seefisch 1869 - 1961

Wie viele Chirurgen, so war auch Günther Seefisch ein begeisterter Jäger. Auf der Jagd, in der Natur, suchte er Erholung von den seelischen und körperlichen Strapazen des ärztlichen Alltags. 38 Jahre lang war er der geschätzte und geachtete Chef der Chirurgie am Lazarus-Krankenhaus, wohin er 1912 gekommen war und das er 1950 verließ, um in den Ruhestand zu treten.

Günther Seefisch wurde am 10. Dezember 1869 in Frankfurt/Oder geboren, wuchs aber nach der Berufung des Vaters in Greifswald auf, wo er auch zur Schule ging und das Medizinstudium 1893 beendete. Nach einem kurzen Aufenthalt an der Greifswalder Klinik erfolgte seine chirurgische Ausbildung in Berlin, wo er bei Hahn am Krankenhaus im Friedrichshain zuerst Assistent und dann Oberarzt war. 1905 erfolgte seine Berufung ans Auguste-Viktoria-Krankenhaus in Weißensee und 7 Jahre später seine Rückkehr nach Berlin. Während des Ersten Weltkrieges war er Chefarzt eines Feldlazarettes, danach Leiter des Militärhospitals in Gent und schließlich Chirurg des Kriegslazarettes in Antwerpen.

Seine Verdienste wurden durch die Verleihung des Professorentitels, die Ernennung zum Sanitätsrat und die Ehrenmitgliedschaft der Berliner Chirurgischen Gesellschaft gewürdigt. 22 Jahre lang, von 1933 bis 1955, war er Vizesekretär der Gesellschaft für Natur- und Heilkunde in Berlin.

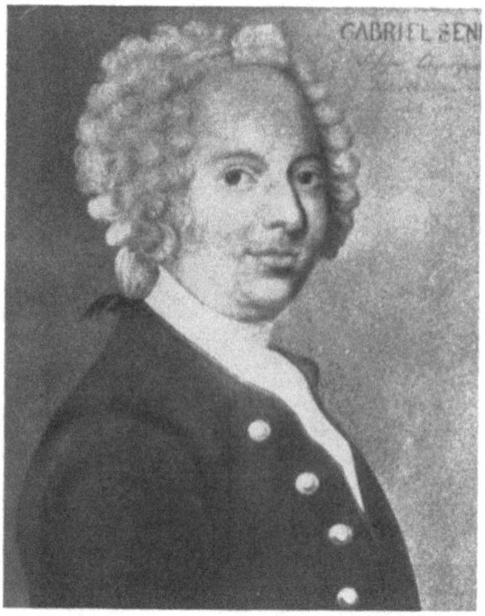

268. Porträt Gabriel Senff (IGM)

Gabriel Senff † 1737

Gabriel Senff könnte zu den Regimentsfeldscheren gehört haben, die auf preußische Staatskosten ihre chirurgische Ausbildung hauptsächlich in Paris erhalten haben. Bekannt wurde Senff als Professor am Collegium medico-chirurgicum, als Lehrer der Chirurgie sowie als Leiter der Chirurgischen Abteilung des Charité-Krankenhauses. Der Ruf seiner Kenntnisse, seine chirurgische Geschicklichkeit und auch die Kühnheit seiner Operationen machten ihn auch außerhalb Preußens bekannt. Insbesondere bei Blasensteinoperationen und Herniotomien bewies Senff seine Handfertigkeit. Er führte die Sectio alta aus, zog aber später die Sectio lateralis vor. Es wird von Paracentesen des Unterleibs, von Bauchdeckenabszessen, Amputationen, Depositiones Cataractae, Frauenleiden usw. berichtet, die er mit hoher Geschicklichkeit und akkurat versorgte. Zwei Fälle von Brustkrebs wurden von ihm mit Entfernung der Achseldrüsen operiert. Zur Operation der Gesäßfistel hatte Senff ein besonderes Fistelmesser entwickelt und für Aneurysmen ein neues Kompressorium angegeben.

Sein Interesse galt aber auch der Nachwuchserziehung. Er unterrichtete am Krankenbett selbst und besprach dort Natur, Kennzeichen und Ausgang der Krankheiten. Das hielt er unstreitig für die einzige Art, gute praktische Ärzte zu erziehen.

Er selbst hat nichts geschrieben, nichts über seine Erfahrungen oder Erlebnisse veröffentlicht. Bis zu seinem Tode (1737 oder 1738) war Senff zwölf Jahre als erster Chirurg an der Charité tätig gewesen.

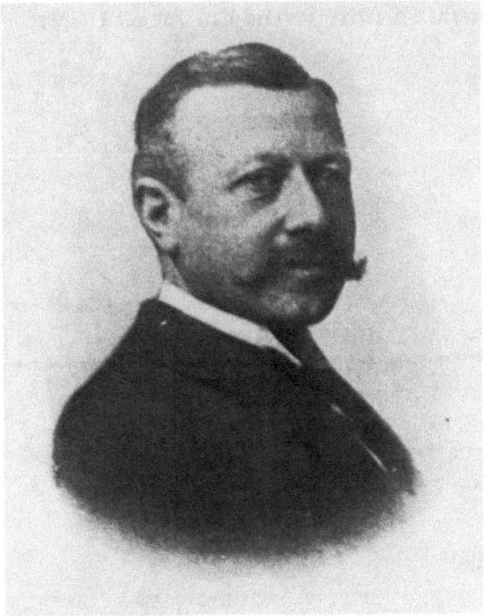

269. Porträt Eduard Sonnenburg (IGM)

270. Eduard Sonnenburg: Verbrennungen und Erfrierungen, Stuttgart 1879 (Vaubel)

Eduard Sonnenburg 1848 - 1915

Die Geschichte von Pathologie und Therapie der Appendizitis ist mit dem Namen Eduard Sonnenburgs eng verknüpft, der am 3. November 1848 in Bremen geboren wurde. Er studierte, promovierte und habilitierte sich in Straßburg. In Berlin war er bis 1883 als erster Assistent, dann als Professor für Chirurgie im königlichen Klinikum tätig.

1890 wurde Sonnenburg Direktor der neu eingerichteten Chirurgischen Abteilung im Städtischen Krankenhaus Moabit in Berlin. Seine Hauptarbeiten beschäftigten sich mit Verbrennungsfolgen und -therapie, mit der operativen Behandlung von Harnblasenveränderungen und Lungenerkrankungen.

Immer wieder befaßte sich Sonnenburg jedoch mit der Wurmfortsatzentzündung, die er mit Virchow lieber als Perityphlitis bezeichnete. Vor allem ging es ihm um die Definition gültiger anatomisch-pathologischer Veränderungen, die den operativen Eingriff notwendig machen.

Mit Operationserfolgen gerade bei komplizierten Entzündungen, bei bakteriellen oder chemischen Peritonitiden und beim Mastdarmkrebs machte er der Chirurgie im Städtischen Krankenhaus Moabit einen Namen. Er war dem Haus verbunden, bis er am 25. Mai 1915 in Bad Wildungen verstarb.

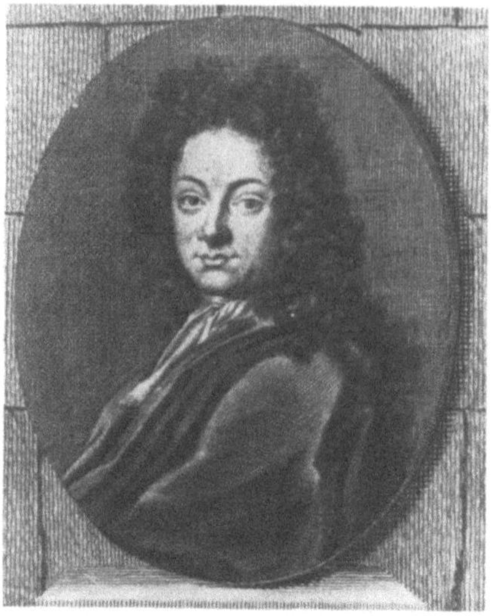

271. Porträt Christian Maximilian Spener (IGM)

Christian Maximilian Spener 1678 - 1714

Den kühnen medizinischen Reformplänen des preußischen Königs Friedrich Wilhelm I. verdankt Christian Maximilian Spener, der am 31. März 1678 in Frankfurt am Main geboren wurde, ein Wirkungsfeld, das ihn über die Grenzen Deutschlands berühmt machte. Der junge Spener hatte wegen der eigenen schwachen Leibeskonstitution zum Medizinstudium übergewechselt. Er studierte und promovierte in Gießen und besuchte Straßburg und die holländischen Akademien, um an deren berühmten Hospitälern die Kunst des Zergliederns zu erlernen und sein Wissen zu erweitern. 1701 ließ er sich in Berlin nieder und wurde unter Friedrich I. königlicher Hofmedicus. Neben seiner medizinischen Karriere wurde Spener Professor genealogiae, heraldicae et philosophiae naturalis. Der Genealogie und Heraldik war auch sein wissenschaftliches Schrifttum gewidmet.

1713 hatte der junge Preußenkönig Friedrich Wilhelm I. die Errichtung eines Anatomischen Theaters im Turmpavillon des Marstalls durchgesetzt und Spener zum Professor der Anatomie bestellt. Das persönliche Interesse des Monarchen sorgte dafür, daß der Anatomie in Berlin im Gegensatz zu anderen europäischen Universitäten das Sektionsmaterial niemals ausging. Spener zelebrierte seine Leichenöffnungen in deutscher Sprache und nicht nur vor Studenten der Medizin. Das war neu, das war revolutionär.

Fünf Monate nach Eröffnung des Anatomischen Theaters zu Berlin konnte Spener zur zehnten Sektion einladen.

Doch der rastlose Fleiß hatte einen plötzlichen Kräfteverfall zur Folge: Spener starb erst 37jährig am 5. Mai 1714 in Berlin.

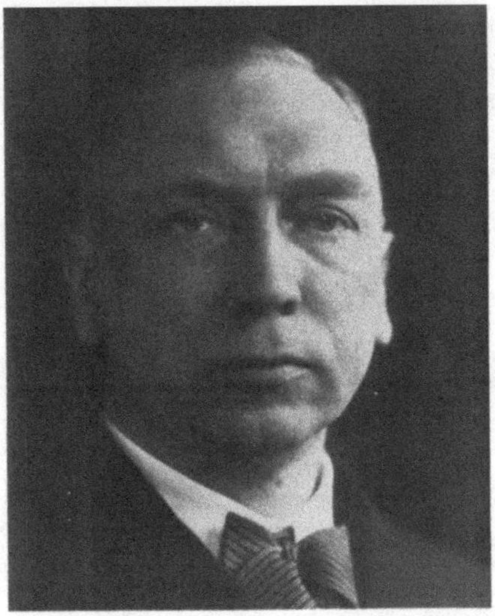

272. Porträt Otto Stahl (Ullstein)

273. Otto Stahl und Friedrich Brüning: Die Chirurgie des vegetativen Nervensystems, Berlin 1924 (IGM)

Otto Stahl 1887 - 1945

Zu den Chirurgen, die sich sehr frühzeitig der Nervenchirurgie zuwandten, gehörte Otto Stahl. Der am 20. August 1887 in Magdeburg geborene Stahl hatte seine medizinische Ausbildung in Berlin an der Kaiser-Wilhelms-Akademie erhalten, war 1911 approbiert und promoviert worden und hatte seine chirurgische Ausbildung vor dem Ersten Weltkrieg bei Thöle in Hannover begonnen und 1919 an der Charité fortgesetzt, wo Hildebrand und Sauerbruch seine Lehrer waren. 1923 habilitierte er sich für Chirurgie und wurde 1928 zum außerordentlichen Professor ernannt. 1933 übernahm er als Ärztlicher Direktor und Leitender Arzt die Chirurgische Abteilung des Städtischen Auguste-Viktoria-Krankenhauses. Otto Stahl ist am 29. April 1945 in Berlin gestorben.

Zu seinem Hauptarbeitsgebiet legte er mehrere Monographien vor: 1924 „Die Chirurgie des vegetativen Nervensystems", 1929 den Handbuchbeitrag zum selben Thema im Kirschner/Nordmann, 1932 „Die Chirurgie des Halssympathikus" im Handbuch der speziellen Chirurgie des Ohres und der oberen Luftwege, und 1936 „Chirurgische Eingriffe am autonomen Nervensystem". Daneben publizierte er über Knochen- und Gelenkchirurgie und über Fragen der inneren Sekretion.

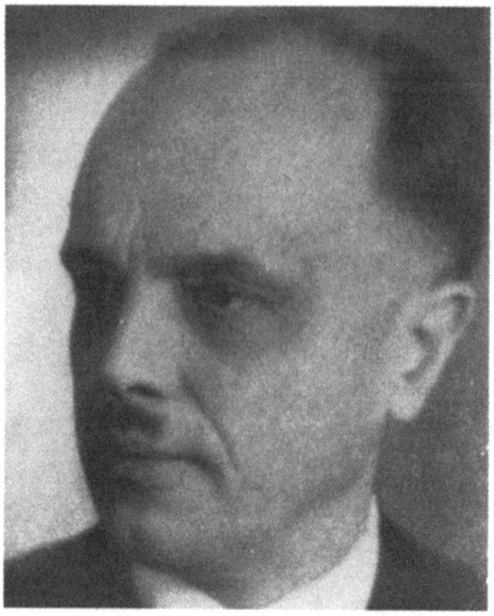

274. Porträt Arist Alexander Stender (IGM)

275. Arist A. Stender im Kreise von Ärzten des Klinikums Westend. v. r. n. l.: Witt, Link, Mikulicz-Radecki, Stender, Linder und zwei amerikanische Gesundheitsoffiziere, 1955 (Rücker)

Arist Alexander Stender 1903 - 1975

Der erste Lehrstuhlinhaber für Neurochirurgie und Neurologie an der Freien Universität, der am 12. April 1903 in Riga geborene Arist Alexander Stender, hatte eine umfangreiche klinische Ausbildung durchlaufen, ehe er 1941 leitender Neurochirurg der neurologischen Universitätsklinik in Breslau wurde. Nach dem Studium war er 1928 zunächst am Universitätskrankenhaus Eppendorf in Hamburg tätig und erhielt dort eine Ausbildung in Neurologie, Chirurgie, Neurochirurgie, Psychiatrie und Neurohistopathologie bei Nonne, Weigandt und Jakob. In den Jahren 1932/33 vervollkommnete er seine neurochirurgischen Kenntnisse in Amerika bei Cushing in Boston und Bailey in Chicago. 1935 holte ihn Foerster als Oberarzt nach Breslau, wo er sich 1938 habilitieren konnte. 1946 kam er ans Krankenhaus Westend, wo er zunächst als Chefarzt der Neurochirurgischen Klinik, dann, ab 1948, als planmäßiger außerordentlicher Professor und ab 1951 als Ordinarius tätig war. Zum Ende des Wintersemesters 1968/69 wurde Stender emeritiert und ist am 23. April 1975 in Berlin gestorben.

Stenders frühe Arbeiten beschäftigen sich meist mit neurologischen Themen, von der Mitte der 30er Jahre an überwiegen dann neurochirurgische Fragen. In der Berliner Zeit stehen Fragen der Schmerzbekämpfung im Vordergrund.

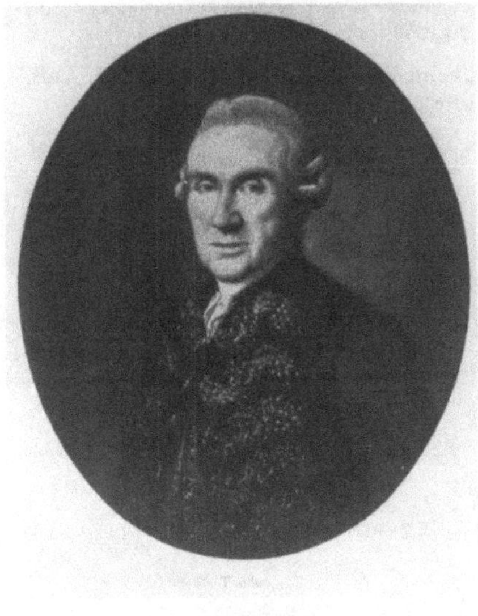

276. Porträt Johann Christian Theden (IGM)

277. Johann Christian Theden: Unterricht für die Unterwundärzte bey Armeen, Berlin 1782 (IGM)

278. Trepanationsbesteck, 2. Hälfte 18. Jahrhundert (IGM)

Johann Anton Christian Theden 1714 - 1797

‚Chirurgus Berolinensis, vir plurima expertus', so hat Albrecht von Haller in seiner Bibliotheca chirurgica den am 13. September 1714 in Steinbeck bei Wismar geborenen Theden genannt. Er hatte eine Lehre bei einem Stadtchirurgen gemacht, war dann als Geselle auf Reisen gewesen, ehe er 1735 in preußische Dienste trat. In den Schlesischen Kriegen sammelte er kriegschirurgische Erfahrungen, in Berlin als Assistent bei Schaarschmidt solche der allgemeinen Chirurgie. Danach war er in Stettin stationiert und betrieb dort auch eine umfangreiche private Praxis. 1758 wurde er zum dritten Generalchirurgen der Armee ernannt und 1768 übernahm er die Stelle eines Regimentfeldschers des gesamten Artilleriecorps. Nach dem Tode Schmuckers wurde er erster Generalchirurg. Sein fünfzigjähriges Amtsjubiläum wurde zu einem viertägigen Fest, an dem „ganz Berlin" teilnahm. Auch in seinen letzten Lebensjahren blieb Theden tätig als Chirurg, Organisator der Ausbildung und als Schriftsteller. Am 21. Oktober 1797 ist er in Berlin gestorben.

Seine Erfahrungen als Chirurg hat er in drei Bänden „Neue Bemerkungen und Erfahrungen zur Bereicherung der Wundarzneykunst und Medicin" niedergelegt. Sein Leben lang kämpfte er gegen die Arterienunterbindung bei der Amputation, die er durch eine Tamponade ersetzt sehen wollte. Auf sein Betreiben wurde in der preußischen Armee der Name Feldscher abgeschafft und durch Chirurg ersetzt, er setzte die klinische Ausbildung der Chirurgen an der Charité durch. Von dem Dreigestirn Schmucker, von Bilguer, Theden war er sicher der Bedeutendste.

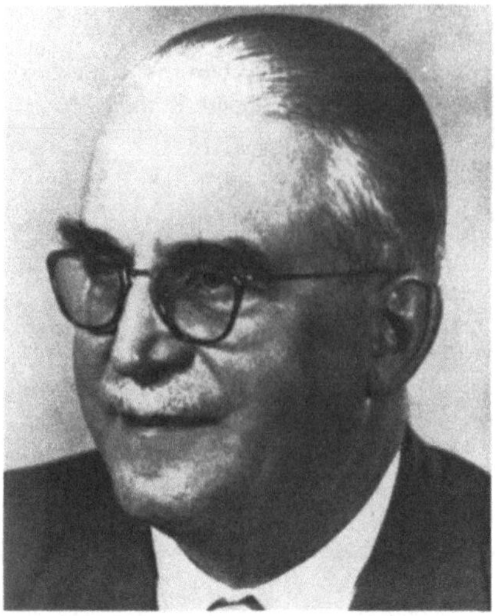

279. Porträt Wilhelm Tönnis (IGM)

280. Wilhelm Tönnis: Kopfverletzungen, 2. Aufl. Berlin 1943 (IGM)

Wilhelm Tönnis 1898 - 1978

Der Pionier einer eigenständigen Neurochirurgie in Deutschland, der am 16. Juni 1898 in Kley bei Dortmund geboren wurde, war zuerst für ein Landwirtschaftsstudium eingeschrieben. 1919 begann er jedoch sein Medizinstudium in Marburg, wechselte 1920 nach Hamburg, wo er 1923 promoviert wurde. Nach ersten physiologischen und anatomischen Arbeiten setzte er seine Ausbildung 1925 bei Viktor Schmieden in Frankfurt am Main fort. 1926 wurde er Schüler Königs in Würzburg, wo er sich 1929 habilitierte. Mit Zustimmung Königs ging er 1932 für ein halbes Jahr nach Schweden, um sich bei Olivecrona neurochirurgisch weiterzubilden. Nach dem Aufbau einer neurochirurgischen Abteilung in Würzburg übernahm er 1937 das erste Extraordinariat für Neurochirurgie in Berlin. Gleichzeitig wurde er Leiter für Tumorforschung und experimentelle Pathologie am Kaiser-Wilhelm-Institut für Hirnforschung in Berlin-Buch. Von 1946 bis 1951 war er Chefarzt der Chirurgie des Knappschaftskrankenhauses Bochum-Langendreer, 1948 erhielt er den ersten Lehrstuhl für Neurochirurgie an der Universität Köln, den er bis zu seiner Emeritierung 1966 innehatte. Er verstarb am 12. September 1978.

Allergrößte Verdienste erwarb sich Tönnis auf dem Gebiet der operativen Entfernung von Hirntumoren. Hier konnte er die Mortalitätsrate von ca. 60% auf weniger als 20% senken. Wichtige Prinzipien waren für ihn, daß diagnostische Auswertung und Operation in einer Hand liegen sollten und daß genügend Raum für die postoperative Hirnschwellung zu schaffen sei. Durch ihn wurde die Diagnostik von Hirnangiomen stark vorangetrieben. 1936 verfaßte er mit Olivecrona und Bergstrand sein grundlegendes Werk „Gefäßmißbildungen und Gefäßgeschwülste des Gehirns".

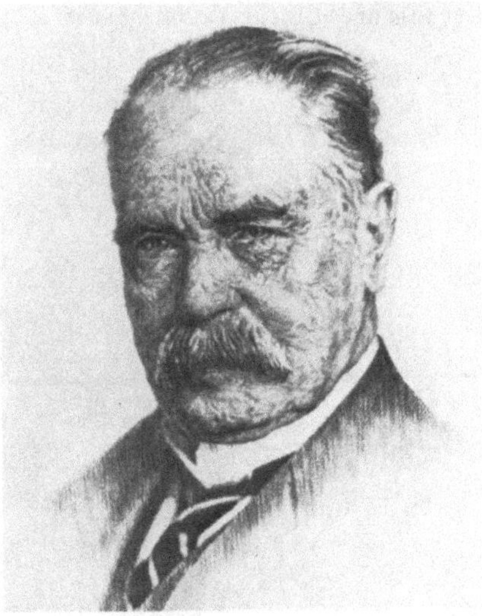

281. Porträt von Friedrich Trendelenburg (IGM)

282. Friedrich Trendelenburg: Die ersten 25 Jahre der Deutschen Gesellschaft für Chirurgie, Berlin 1923 (IGM)

283. 2 Briefe Trendelenburgs vom 26. 3. 1906 und vom 20. 2. 1922 (IGM)

Friedrich Trendelenburg 1844 - 1924

Friedrich Trendelenburg wurde am 24. Mai 1844 in Berlin geboren. Er studierte in Glasgow und Berlin, wo er 1866 promovierte. Von 1868 bis 1874 arbeitete er als Assistent bei von Langenbeck an der Chirurgischen Universitätsklinik in Berlin, wo er 1871 die nach ihm benannte Tamponkanüle entwickelte. 1874 wurde ihm die Leitung der Chirurgischen Abteilung des Krankenhauses im Friedrichshain in Berlin übertragen. Doch schon 1875 übernahm er den chirurgischen Lehrstuhl in Rostock, ging 1882 als Ordinarius nach Bonn und 1895 nach Leipzig. Erst nach seiner Emeritierung 1911 kehrte er von dort in seine Heimatstadt Berlin zurück. Von seinen zahlreichen Leistungen auf dem Gebiet der Chirurgie, die z.T. heute noch mit seinem Namen bezeichnet werden, gehören die Aufklärung von Pathologie und Diagnostik der angeborenen Hüftgelenksluxation (Trendelenburgsches Zeichen, 1895) und sein Entwurf zur Operation der Lungenembolie (1908). Kurz vor seinem Ableben verfaßte er „Die ersten 25 Jahre der Deutschen Gesellschaft für Chirurgie in dankbarer Erinnerung an Bernhard von Langenbeck", Berlin 1923. Er starb am 15. Dezember 1924 in Berlin-Nikolassee.

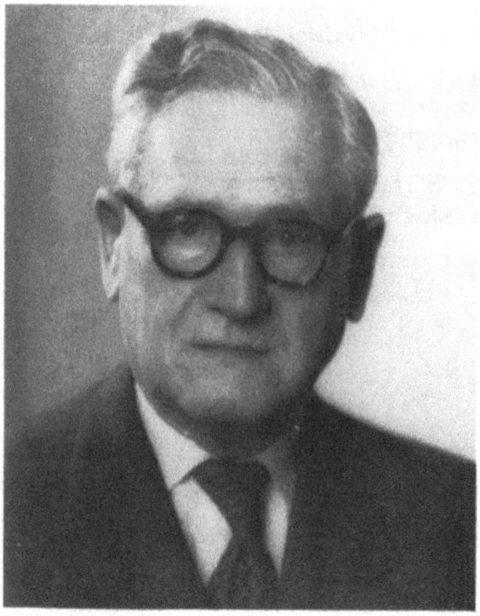

284. Porträt Johannes Ulrichs (Paulinenhaus)

Johannes Ulrichs 1881 - 1963

Johannes Ulrichs wurde am 2. März 1881 in Halle geboren. Seine medizinischen Studien absolvierte er in Halle, München und Bonn und wurde 1906 approbiert und promoviert. 1907 trat er eine Assistentenstelle am Institut für Pathologie der Friedrich-Wilhelms-Universität Berlin an. Bis 1910 war dort Orth sein Lehrer. 1910 wechselte er ans Krankenhaus am Urban, wo er unter Körte eine chirurgische Assistentenstelle bekommen hatte. Während des Ersten Weltkrieges war er im Lazarett in Spandau tätig und übernahm 1922 die Chefarztstelle der Chirurgischen Abteilung des Paulinenhospitals. Dort hat er über 30 Jahre lang als geachteter und beliebter Chirurg gewirkt. Nach seinem Abschied aus dem Krankenhausdienst hat er sich nach Bayern auf einen Alterssitz zurückgezogen. Dort ist er in Tutzing am 20. Februar 1963 gestorben.

Johannes Ulrichs gehörte zu den Chirurgen, denen praktische Tätigkeit und helfendes Handeln mehr bedeuteten als wissenschaftliche Erfolge. So ist sein Schriftenverzeichnis relativ schmal. Daraus ragt die mit Schulze verfaßte „Röntgenuntersuchung" heraus, die 1915 erschienen ist.

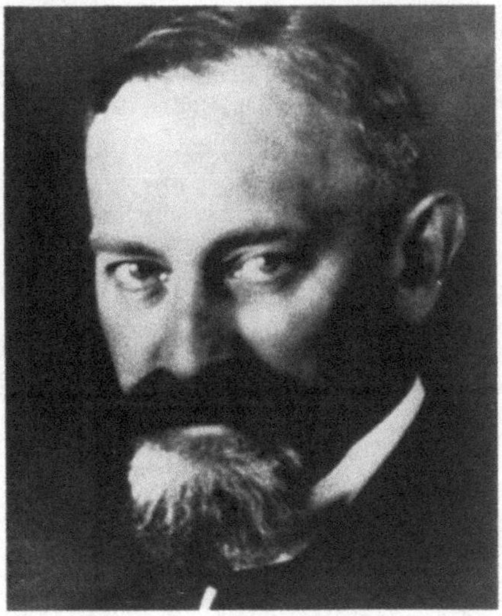

285. Porträt Ernst Unger (Vaubel)

286. Ernst Unger: Indikationen und Technik der Bluttransfusion, Berlin 1933 (BGA)

Ernst Unger 1875 - 1938

Ernst Unger wurde am 2. April 1875 als Sohn eines jüdischen Bankkaufmannes in Berlin geboren. Ab 1892 studierte er in Berlin und Freiburg, machte in Berlin 1896 sein Staatsexamen und erhielt 1898 die Approbation. Angeregt durch den Pathologen Ernst Benda, führte er schon als Student mikroskopische Versuche durch und promovierte 1898 über „Das Colostrum". Von 1899 bis 1903 war er Assistent im Krankenhaus am Urban und arbeitete zugleich in der Chirurgischen Privatklinik von Ferdinand Karewski. Ausgehend von mehreren Fällen angeborener Mißbildungen führte er zusammen mit Theodor Brugsch ausgedehnte Untersuchungen über die Entwicklungsgeschichte des Rückenmarks durch. 1903 wurde er Assistent an der Chirurgischen Universitätsklinik unter von Bergmann. 1905 eröffnete er eine eigene Chirurgische Privatklinik in Berlin-Tiergarten, Derfflinger Str. 21. Hier begann er mit Versuchen zur Nierentransplantation, deren Durchführung am Menschen (1909) allerdings mißlang. 1910 führte er die Insufflationsnarkose nach Meltzer ein und versuchte intrathoracale Operationsmethoden (z. B. des Ösophaguskarzinoms 1913) zu entwickeln. 1918 gelang ihm die Überbrückung eines großen Nervendefekts durch Transplantat. Nachdem ihm 1919 der Professorentitel verliehen worden war, wurde er 1920 dirigierender Arzt der 2. Chirurgischen Abteilung am Rudolf-Virchow-Krankenhaus. Hier machte er u.a. Untersuchungen zur Bluttransfusion und organisierte 1932 den ersten zentralen Blutspendedienst Deutschlands. Im April 1933 wurde Ernst Unger von den Nationalsozialisten aus der Klinik gewiesen. Im Februar 1936 wurde auch seine Privatklinik von der NSDAP aufgelöst. Ernst Unger starb am 13. September 1938 an den Folgen eines Autounfalls im Kreiskrankenhaus Prenzlau.

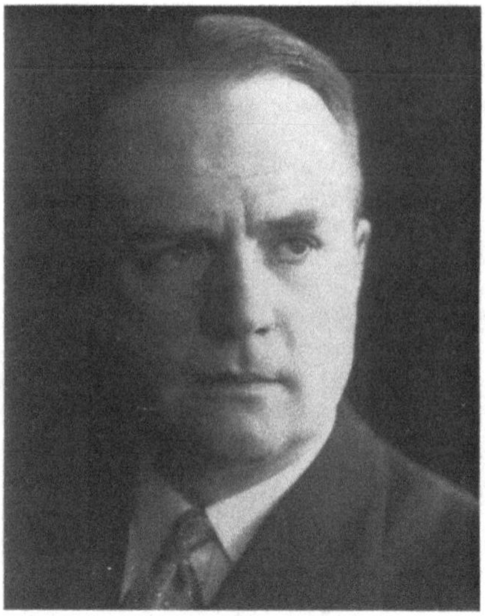

287. Porträt Karl Vogeler (Ullstein)

288. Karl Vogeler: Bernhard Heines Versuche über Knochenregeneration, Berlin 1926 (Stabi)

289. Osteotom nach B. Heine, 2. Hälfte 19. Jahrhundert (Deutsches Med.hist. Museum)

Karl Vogeler 1889 - 1978

Karl Vogeler wurde am 18. April 1889 in Hildesheim geboren. Seit seinem Medizinstudium galt sein Interesse der Chirurgie. Nach einer Tätigkeit am Deutschen Sanatorium in San Remo 1913/14 war er mit Ausnahme des Militärdienstes von 1915 bis 1917 Assistenzarzt am Knappschaftskrankenhaus in Quierschied an der Saar bei Hans Walter Drüner. 1921 bis 1934 war er Assistent bzw. Oberarzt bei August Bier an der Chirurgischen Universitätsklinik in Berlin. 1927 habilitierte er sich hier für Chirurgie, Gynäkologie, Orthopädie und Urologie. 1932 wurde er zum außerordentlichen Professor ernannt. 1934 bis 1945 war er Leiter der Chirurgischen Abteilung des Stadtkrankenhauses Stettin. 1946 ließ sich Vogeler als Chirurg in Rendsburg nieder und betrieb dort eine Chirurgische Privatklinik.

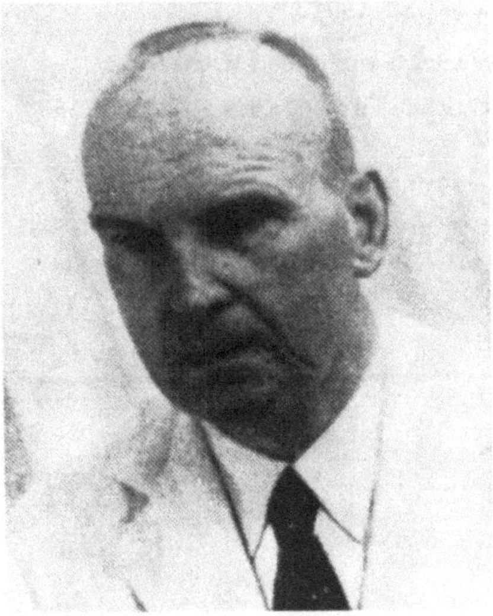

290. Porträt Hans Wildegans (IGM)

291. Hans Wildegans: Die Bluttransfusion in Theorie und Praxis, Berlin 1933 (Stabi)

292. Rezeptbuch mit einem kolorierten Stahlstich des Krankenhauses Bethanien, 1846 (IGM)

Hans Wildegans 1888 - 1967

Von 1935 bis 1961 führte Hans Wildegans die Chirurgische Abteilung des Krankenhauses Bethanien und war Ärztlicher Direktor des Hauses. Der am 22. Februar 1888 in Groß-Mantel in der Neumark geborene Wildegans hatte an der Kaiser-Wilhelms-Akademie studiert und war 1912 approbiert, 1913 promoviert und dann als Assistent ans Städtische Krankenhaus am Urban kommandiert worden, wo Körte sein Lehrer wurde. Von 1914 bis 1917 nahm er als Oberarzt bei dem als Beratender Chirurg tätigen Körte und später als Chirurg bei verschiedenen Sanitätsformationen am Ersten Weltkrieg teil und kehrte 1919 als Oberarzt ans Urban-Krankenhaus zurück. 1925 habilitierte er sich an der Friedrich-Wilhelms-Universität, 1929 wurde er als Direktor an das Kreiskrankenhaus Babelsberg berufen, seit 1930 war er außerordentlicher Professor, 1933 wechselte er an die 2. Chirurgische Abteilung des Krankenhauses im Friedrichshain. Er ist am 15. Juli 1967 in Berlin gestorben.

Hans Wildegans' umfangreiches wissenschaftliches Werk beschäftigt sich vor allem mit den Krankheiten der Bauchorgane, der Blutgefäße, mit der Bluttransfusion und der Urologie. Zu seinen wesentlichen Leistungen gehört die Entwicklung der Endoskopie der Gallengänge. Die Berliner Chirurgische Gesellschaft ernannte Hans Wildegans zu ihrem Ehrenmitglied.

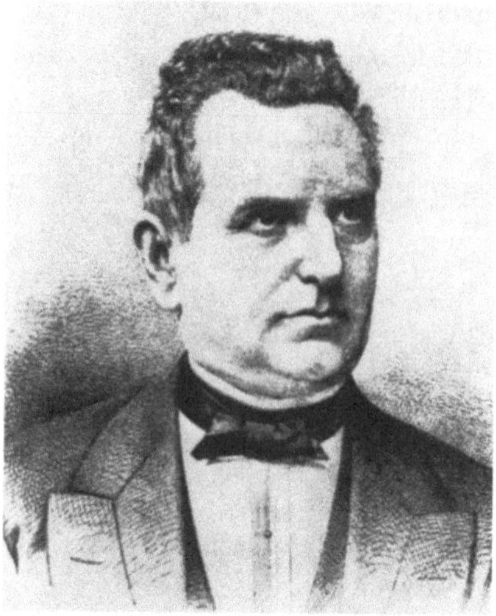

293. Porträt Robert Wilms (IGM)

294. Visitenkarte von Robert Wilms (IGM)

295. Nachricht an Werner Körte vom 16. 9. 1880 (IGM)

296. Rohrpostkarte an Werner Körte (IGM)

297. Daguerrotypie von Th. Prümm, Berlin (IGM)

Robert Wilms 1824 - 1880

Robert Wilms ist einer der wenigen Chirurgen, dem die Stadt Berlin ein Denkmal gesetzt hat. Vor dem Krankenhaus Bethanien, das er zu einem bedeutenden chirurgischen Zentrum gemacht hatte und wo sich junge Ärzte um eine Assistentenstelle bei ihm drängten, steht seine Büste.

Wilms, am 9. September 1824 als Sohn eines Apothekers in Arnswalde geboren, hatte in Berlin studiert und in Johannes Müller einen bedeutenden Mentor gefunden, bei dem er auch 1846 seine Doktorarbeit schrieb. Danach begab er sich auf eine zweijährige Studienreise, die ihn nach Prag und Wien, nach Frankreich und England führte. 1848 wurde er Assistent bei Bartels an dem neugegründeten Diakonissenhaus Bethanien, wandte sich jedoch schon bald ausschließlich der Chirurgie zu und erlangte bald einen glänzenden Ruf als Operateur. Schon 1852 wurde er ordinierender, 1862 dirigierender Arzt der äußeren Station. Wilms starb an den indirekten Folgen einer Infektion, die er sich bei einer Operation zugezogen hatte, am 23. September 1880.

Wilms war zu seiner Zeit der gesuchteste Chirurg außerhalb des Universitätsbereiches. Seine riesige Praxis ließ ihm kaum Zeit für wissenschaftliche Publikationen. So erschienen aus seiner Feder außer seiner Dissertation nur einige wenige Berichte über seine Krankenhaus-Abteilung. Dennoch hat Wilms durch seine Persönlichkeit und durch die bereitwillige Weitergabe seines Wissens an seine Schüler in Berlin schulebildend gewirkt.

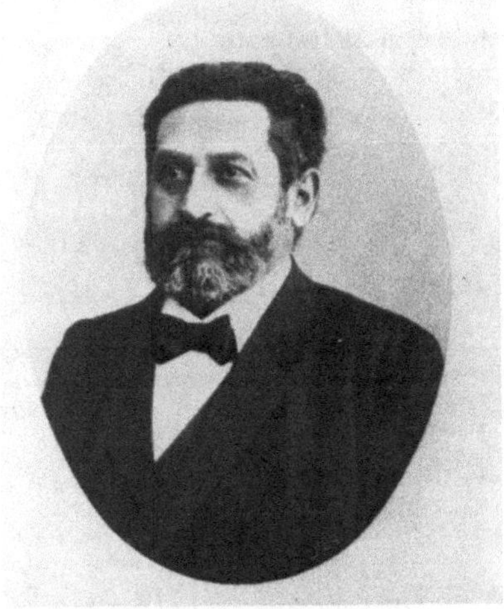

298. Porträt Julius Wolff (IGM)

299. Knochensäge mit Elfenbeingriff, 1870 (Vaubel)

Julius Wolff 1836 - 1902

Am 20. Mai 1890 beschloß die medizinische Fakultät der Berliner Universität die Errichtung einer Universitätspoliklinik für orthopädische Chirurgie und schlug als Direktor den außerordentlichen Professor für Chirurgie Julius Wolff vor, der im Volksmund den Namen „Knochenwolff" hatte.

Wolff war am 21. März 1836 in Märkisch-Friedland/Westpreußen geboren, hatte in Berlin studiert und 1860 promoviert. Seine chirurgische Ausbildung hatte er an der Charité erhalten und sich 1868 für Chirurgie habilitiert. Seit 1884 war er Extraordinarius und hatte besonders über Störungen des Knochenwachstums, über Strukturänderungen des Knochens bei veränderter Statik, über Fragen der Frakturheilung, aber auch über plastische Chirurgie gearbeitet. Er gehörte zu den Gründern der freien Vereinigung der Chirurgen Berlins.

Wolff hatte eine private orthopädische Klinik eingerichtet, die er auf eigene Kosten ausbauen ließ, ehe diese von der Regierung als provisorisches Universitätsinstitut anerkannt wurde. Jahrlang mußte er um einen eigenen Etat, auch gegen die Fakultät, kämpfen. Erst kurz vor seinem Tod am 18. Februar 1902, dem Gründungsjahr der Deutschen Gesellschaft für orthopädische Chirurgie, wurde die Poliklinik endgültig als Teil der Universität anerkannt.

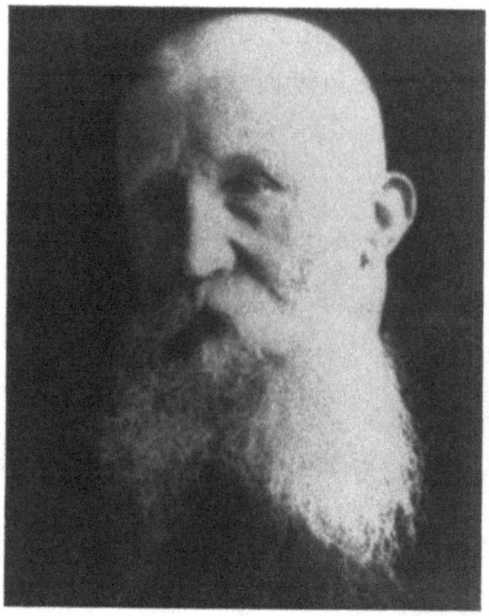

300. Porträt Oskar Zeller (IGM)

301. Stickerei mit Aeskulapmotiv, Geschenk einer dankbaren Patientin an ihren Arzt, 1848 (IGM)

Oskar Zeller 1863 - 1949

Mit Oskar Zeller hat die Berliner Chirurgische Gesellschaft einen Mann zum Ehrenmitglied gemacht, der nicht an einem der großen Krankenhäuser tätig war, sondern der 50 Jahre lang als niedergelassener Chirurg in Berlin gewirkt hat.

Zeller wurde am 28. April 1863 in Uslar/Hannover geboren. 1889 wurde er approbiert, 1891 in Berlin promoviert. Von 1890 bis 1895 war er Assistent bei Sonnenburg im Krankenhaus Moabit. Danach eröffnete er seine Praxis und hatte Belegbetten im Augsburg-Sanatorium. Im Ersten Weltkrieg war er Marinegeneralarzt und später Leiter des Lazarettes in der Pfalzburger Straße in Berlin. 1944 wandelte er ein Altersheim in Neuenhagen bei Berlin in ein kleines Krankenhaus um. Dort ist er am 2. Januar 1949 gestorben. Er war ausgezeichnet mit dem Professorentitel und dem eines Geheimen Sanitätsrates.

Zeller hat sich in seinem wissenschaftlichen Werk vor allem mit Problemen der Gefäßchirurgie und der Bluttransfusion, mit der Behandlung der Meningitis, aber auch mit allgemeinchirurgischen und urologischen Fragestellungen auseinandergesetzt.

Kolibri 360 GmbH
Ferdinand-Jühlke-Straße 7
99095 Erfurt, Deutschland
produktsicherheit@kolibri360.de